Middle-Range Theory・Nursing Model

ケアを可視化！

中範囲理論・看護モデル

事例を読み解く型紙

編集
荒尾晴惠
Harue Arao

JN047318

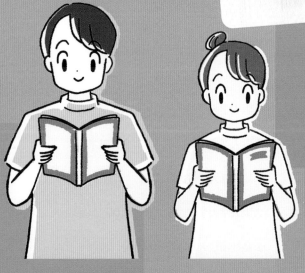

南江堂

執筆者一覧

編　集

荒尾　晴惠　　大阪大学大学院医学系研究科保健学専攻

執　筆（執筆順）

千﨑美登子　　北里大学病院看護部

三次　真理　　武蔵野大学看護学部

高尾　鮎美　　関西医科大学看護学部

清水　安子　　大阪大学大学院医学系研究科保健学専攻

田墨　惠子　　大阪大学医学部附属病院看護部

寺町　芳子　　大分大学医学部看護学科実践看護学講座

師岡　友紀　　武庫川女子大学看護学部

山下　亮子　　ななーる訪問看護ステーション

京田亜由美　　群馬大学大学院保健学研究科

神田　清子　　高崎健康福祉大学保健医療学部

藤田　佐和　　高知県立大学看護学部

川村三希子　　札幌市立大学看護学部

齋　　若奈　　札幌市立大学看護学部

市原　香織　　大阪大学大学院医学系研究科保健学専攻

山本　瀬奈　　大阪大学大学院医学系研究科保健学専攻

川崎　優子　　兵庫県立大学看護学部

荒尾　晴惠　　大阪大学大学院医学系研究科保健学専攻

菅野かおり　　公益社団法人日本看護協会神戸研修センター

1. 看護実践に理論は必要なのでしょうか.

　理論というと難しい，よくわからない，現場では使えない，という看護師の声をよく聞きます．一方で，どんな時に理論を使いますか，と問うと，困難な事例の振り返り，困難な事例のカンファレンス，看護研究，などがあがってきて，まったく現場で使われていないわけではなさそうです．看護診断に使われている用語にも，理論がもとになっているものもあり，興味はあるが，なかなか腰をすえて学ぶ機会がないという看護師も多いのではないでしょうか.

　看護理論研究家のアグリッド[1]は，理論は現場の看護師が以下の7つを行う場合に役立つと述べています．①患者のデータを整理する，②患者のデータを理解する，③患者のデータを分析する，④看護介入について意思決定する，⑤患者のケアの計画づくりをする，⑥ケアの結果を予測する，⑦患者の結果を評価する，というものです.

　このことから考えると，理論を使って看護の現象をみていくと，患者さんの状態の説明がよりよくできます．看護の見方で患者さんがどのようであるのか，を説明できるのです．そして，現状を変えるための看護はどのようであればよいかということが明確になってきます．つまり看護の目的が明確になり，具体的な看護実践が明らかになるわけです.

　臨床現場での現象のとらえ方は，医療者の専門領域や教育によって異なります．多様な見方をもった専門職で構成されている医療チームにおいて，私たち看護師は，看護の視点で現象をとらえ，患者さんに必要なケアを提言することが重要です.

2. 看護モデルと医学モデルでの現象のとらえ方

　看護の視点で現象をとらえるとはどういうことでしょうか．筆者が取り組んだ研究から看護モデルと医学モデルでは現象のとらえ方が違うということが明らかになりました.

　頭頸部がんの患者さんで化学放射線療法を受けておられる患者さんがいました．治療開始から4週間がたった頃，化学療法と放射線治療の有害事象として口腔粘膜炎が増悪し，激しい痛みが続くようになりました．医療用麻薬を使用しても緩和せず，食事も摂取できず，医療者とのコミュニケーションにも支障をきたし，夜間もつばが飲み込めないので，不眠の状態になりました．看護師はつらそうな患者さんの痛みを何とか和らげてあげたいと考えました．主治医に鎮痛薬について相談をしたところ，現在使用している医療用麻薬で様子をみる

ようにとのことでした．看護師はどうしてあんなに痛がっている患者さんなのにと，納得が
いきません．こういったことは臨床現場でよくあることです．看護師は，痛みで食べられな
い，話せない，寝られない，といった生活に支障があるという現象を看護モデルでみていま
す．一方の医師は，痛みがあっても嚥下機能が正常であることから誤嚥の可能性はなく，誤
嚥性肺炎にはならないという身体機能評価を軸とした医学モデルで現象をみていました．

　同じ現象でも見方が違うと別のとらえ方になってしまいます．私たちが看護実践をしてい
る臨床現場は多くのことが医学モデルでとらえられています．そのため，看護の見方を備え
た看護師が看護モデルで現象をとらえて看護実践をすることが，患者さんの生活の質を維持
し，向上させることに役立つのです．

　この頭頸部がんの患者さんの痛みを緩和するために医師と交渉するには，薬の調整を医師
に依頼するのではなく，まず，患者さんの生活の様子，痛みがあることで患者さんの生活が
どのようになっているのかを具体的に医師に伝えることが必要です．そして，その改善をす
るためにどのようにしたらよいかという相談をする必要があります．

 ## 3．理論から型紙を作り，ケアに活用する

　理論をよく理解している看護師は，患者さんにどのような看護実践を提供すればよいかを
考えることができます．そのような看護師は頭のなかに理論を型紙のようにしてもってい
て，型紙を使ってみると何が起こっているのか，分析することができ，そこからどうすれば
よいか，その型紙にもとづいて考えることができるのです．患者理解の視点が明確になり，
看護問題が何か整理されます．その結果，困難な事例に何が起こっているのかがわかり，ど
う看護すればよいのかが明らかになるわけです．

　本書では，理論が難しいと感じている看護師たちに，臨床現場で使ってもらえるような理
論をもとにした型紙を作り，その型紙を使って，事例を分析しています．この型紙というの
は，患者さんやその患者さんがいる臨床現場の現象をよりよく描き出すといった役割をしま
す．そして，この型紙を使って，普段は看護師が頭のなかで考えていることを言葉で表現し
てみました．読者のなかには，病院で行われる事例報告会に頭を悩まされている人もいるで
しょう．本書で紹介する理論を基礎知識としておさえ，事例の分析方法を学べば，そのよう
な報告会にも自信をもって臨めるようになると思います．理論にもとづいて，看護の見方で
作られた型紙を使った事例の分析，そこから生まれる看護実践がどのようなものか，ぜひ体
験してみてください．きっといままでとは異なる患者さんの見方や看護の考え方ができるこ
とでしょう．

 ## 4．理論を実践に用いる限界と今後の発展

　看護理論が看護実践をよりよいものにするということを述べてきました．しかし，1つの

看護理論で現象のすべての説明がつくわけでもありません．というのも理論には，その理論が生まれた背景や理論の特徴があり，限界もあるからです．理論を実践で活用する時には，そういったことも知っておくとよいわけです．そして，使う側の看護師の好みもあります．

　たとえば筆者は，オレムのセルフケア理論と出会った時に，それまで臨床の看護実践をしながら感じていた患者さんの強さを表現するものを「セルフケア能力」としてとらえることができることを学びました．そして，ほかの看護師に患者さんの力を説明する時に，セルフケア能力という言葉を使えば，看護師間で共有ができる体験もしました．もともと人は力をもっているというセルフケア理論の人間のとらえ方は，がん患者さんの力を目のあたりにしていた筆者にとてもフィットするものでした．しかし，認知症の患者さんにはセルフケア理論よりも，もっとフィットする理論があるのではないでしょうか．現存する理論を理解し，事例の状況に合った理論を選択することが重要なのです．

　もっと理論が身近で臨床の看護師が使えると感じるためには，現場から多様な理論が生まれる必要があると考えます．現存する理論の限界も知りつつ，本書で紹介した型紙を使った看護を体験していただければと思います．

参考文献

1）　マーサ・レイラ・アグリッド，アン・マリナー・トメイ：第2章　専門領域および専門職として看護における理論の重要性．看護理論家とその業績（都留伸子・筒井真由美訳），第3版，p17，医学書院，2009

ケアを可視化！
中範囲理論・看護モデル
～事例を読み解く型紙～

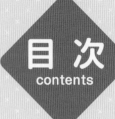

目 次
contents

理論・モデルの**選びかた使いかた**ワンポイント！

1 ニューマン理論

こんな患者さんに効果的	この理論は，「医療を受けることを支えるケア」，「病と共にある生活を支えるケア」の先にある，療養体験に「"意味を見出す"ことを支えるケア」を導く理論なので，闘病生活に苦悩を抱いている患者さんと，ケアリングパートナーシップを組むことをおすすめします．
使用上の注意すべきポイント	ケアリングパートナーシップのプロセスは相互交流なので，「患者さんを説得したり，指導したりするもの」ではありません．対話するなかで，看護師自身が相手をコントロールしたい思いにとらわれたら，自分自身をみつめなおしましょう．看護師としての成長につながることでしょう．
使用にあたっての準備・心構えなど	ケアリングパートナーシップのケアを実践するうえで最も重要なことは，「Newman理論に導かれたものの見方，考え方」です．全体性のパラダイムを理解して実践することが重要です．

2 ケアリング理論（患者―看護師関係）

こんな患者さんに効果的	ケアリング理論は，小児から老年期まで，急性期，慢性期，終末期などの時期や疾患を問わず，対象となります．とくに困難な状況にある患者さん，かかわりが難しいと感じる患者さんやご家族など，どのようにケアをすればよいか悩んだときに，ケアリング理論を活かすことができます． かかわった事例を後から振り返り，それまで意識していなかったかかわりの意図について，ケアリング理論を用いて考察することもできます．
使用上の注意すべきポイント	患者さんへの望ましいケアは，常に文脈や状況に依存するため，ケアリング理論は普遍的で具体的な実践内容を示すものではありません． 患者さんは一人ひとり異なる存在で，どのようなケアがよいのか，答えはいつも患者さん自身のなかにあります．それを引き出すためにケアリング理論は用いられます．
使用にあたっての準備・心構えなど	ときに，患者さんのつらさの前から逃げ出し，かかわりを避けたくなることもあるかもしれませんが，かかわりを避けてしまうと，ケアリングの関係は絶対に生まれません．また，ケアリング理論は，特別なケアを提案したり，精神的なケアを重要視するものではなく，目の前の患者さんのよりよい日常を支えることが原点になります．

3 4 セルフケア理論

こんな患者さんに効果的	「セルフケア理論」なので,自己管理支援が必要な人によく使用されますが,それ以外の人でも改めてセルフケア理論の視点で考えてみると,みえてくることがさまざまあります.適用の幅は広いと思います.
使用上の注意すべきポイント	時々「オレムの理論に当てはめてみるとセルフケア不足だと判断できた」といったアセスメントを耳にすることがあります.病気をもっている,もっていないにかかわらず,オレムの定義しているセルフケアを完璧に行えていて,「セルフケア不足でない」状況にある人はほぼいないと思います.画一的な当てはめによる"all or nothing"のアセスメントでは必要な支援はみえてきません. どこがどのように不足しているのか,どこを補えばよりよいセルフケアにつながるのかを吟味することが重要です
使用にあたっての準備・心構えなど	セルフケアで補う必要がある点がみつかると,看護師はすぐそれを看護師のペースで補いたくなりがちです.対象の方は,補ってほしいと思っておられるでしょうか? いまの対象の方の関心やニーズはどこにあるでしょうか? セルフケア支援で何より重要なのは,対象の方の関心やニーズに沿って支援するということです.

5 家族看護エンパワーメントモデル

こんな患者さんに効果的	家族員が病気になることで否定的な影響がでていたり,負担が増大して対応できない家族,病者にサポーティブにかかわれない家族,新たな課題に取り組み,より成長していくことが求められる家族,療養方針について病者と意向が異なる家族,看護師が対応困難だと思う家族などに適しています.
使用上の注意すべきポイント	家族の病気体験の理解から家族のアセスメントと1つずつていねいにみていくことが大事です.その場合,不足している情報が多くあるかと思います. 不足している情報を1つずつ家族に確認していく過程は,アセスメントの過程ですが,家族との援助関係(パートナーシップ)の形成につながり,家族をエンパワーメントしていくかかわりの始まりになります.
使用にあたっての準備・心構えなど	看護師の都合や理想とする家族像で家族を評価し,看護師の考える方向性に導くという姿勢ではなく,「家族のなかで一体何が起きているのだろうか」と家族を理解したい,家族のあり様をありのままに捉えたいという姿勢で臨むことが何より大事です.

6 危機理論(フィンクの危機モデル)

こんな患者さんに効果的	フィンクの危機理論は,偶発的かつ想定外に起こってしまった衝撃的な出来事に直面している患者さんに適しています.また,患者さんにとって,突然の大きな「喪失」がある場合,適用しやすいです.
使用上の注意すべきポイント	必ずしもプロセス通りに進むわけではなく,行きつ戻りつする場合もあることや,すべての人が最終の適応の段階に至るわけではなく,絶望して自殺を企図する場合もあることを配慮する必要があります.
使用にあたっての準備・心構えなど	「防衛機制」などの知識を活かしながら,患者さんの表面的な言動にとらわれず,その根底にある思いを読み取ろうとする姿勢が重要です.加えて,患者さんにとっての「喪失」とは何かを考慮することも大切です.

7 危機理論（アギュララとメズィックの危機モデル）

こんな患者さんに 効果的	危機におちいる（または回避する）までの過程を述べたものであり，危機におちいるのを回避するための支援を目的としたモデルです. ストレスが多い状況下で，不安や恐れ，ストレスが原因と思われる身体症状が出ており，その状況がジワジワ続いて危機におちいりそうな患者さんに適しています.
使用上の注意すべき ポイント	衝撃的な突然の出来事によって急激な危機状態にすでにおちいっている状況の患者さんには適用できません.
使用にあたっての 準備・心構えなど	患者さんの問題点だけでなくもつ力に着目し，対処機制の原動力となるものをたくさん見出そうという心構えが大事です.

8 自己効力理論（セルフエフィカシー）

こんな患者さんに 効果的	自己効力感（セルフエフィカシー）は，患者さんの自信を取り戻し，本来もっている力を引き出すことが重要で，自律性の高い患者さんに適しています. （せん妄や認知症など認知機能が低下している患者さんへの使用は難しいです）
使用上の注意すべき ポイント	自己効力感は一朝一夕で高まるものではありません. 小さな成功体験を積み重ねながら，患者さん自身が，「自分で乗り越えられそう/乗り越えられた」と感じられるような支援が重要です.
使用にあたっての 準備・心構えなど	看護師は，まず患者さんの力を信じることが大前提です.「できないこと」に焦点を当てるのではなく，「できていること」患者さんの強みに焦点を当てることで，自己効力感を高める手助けのヒントがみつかります.

9 マステリー

こんな患者さんに 効果的	病気や治療，困難な出来事にともなうストレスを抱えて，自分自身の力や存在が脅かされ，揺らいでいる患者さんの看護援助に適しています.
使用上の注意すべき ポイント	患者さんの言動（反応）に関心を払い，人としての患者さんの全体像を理解することが重要となります. 短期的なかかわりでなく，対話しながら継続的にかかわって看護援助を行いましょう.
使用にあたっての 準備・心構えなど	看護師が「患者さんはどんなストレス状態にあっても乗り越える力をもっている，ストレスを乗り越えることで人として豊かになる」と考えることができるかが重要です. 患者さんのもつ力を信じることが心構えとして大切です.

📖 10 エンパワーメント

こんな患者さんに効果的	エンパワーメントは，患者さんの力を引き出すことを目指します．主体的に自分の考えを医療者に伝えられていないと感じられる患者さん，本来の患者さんらしくないと感じられる患者さんに適しています．
使用上の注意すべきポイント	エンパワーメントの基盤は信頼関係です．常に誠実な態度で患者さんと接し，信頼関係を大切にしながら継続的にかかわることが大切です． 主体は患者さんですので，患者さん自身の歩幅に合わせて，時に待つことや，見守ることも含め患者さんと継続的にかかわることが大切です．
使用にあたっての準備・心構えなど	患者さんの体験に耳を傾け，体験世界を理解しようと積極的に傾聴することが鍵となりますので，集中して話ができる環境の準備が必要となります．

📖 11 悲嘆/予期悲嘆

こんな患者さんに効果的	悲嘆/予期悲嘆の理論は，配偶者・親・子ども・パートナーなど大切な人の死が，残された人に与える影響の大きさから，患者さんを亡くした/亡くす家族に用いることが適しています． 予期悲嘆は患者さんも経験しますが，これまでの研究対象が，主に家族であることから，家族に焦点を当てて用いられることが多いでしょう．
使用上の注意すべきポイント	通常の悲嘆は，誰にでも起こりうる反応であり，病気や問題であると決めつけず，正常の反応として理解しましょう．悲嘆のプロセスは，人それぞれ反応や乗り越え方を見守り支えることが重要です．ただし，複雑性悲嘆の危険要因が存在する場合は，専門家に相談しましょう．
使用にあたっての準備・心構えなど	人は悲しみを抱えながら毎日を生きています．それは患者さん・家族，看護師も同じです．看護師は，大切な人を亡くすという家族の悲しみに共感しつつも，それに圧倒されるだけなく，医療専門職として悲嘆ケアを考える姿勢が重要です．

📖 12 自己概念/ボディイメージ

こんな患者さんに効果的	疾患・治療によって形態や機能の変化を体験している患者さんによく用いられます．とくに，形態・機能の変化にともなって心理的な影響を大きく受けている患者さんに適しています．
使用上の注意すべきポイント	形態・機能の客観的な変化の程度とそれらが与える影響の大きさは必ずしも比例しません．看護師の価値観で影響の大きさを評価するのではなく，患者さん個人（その人自身）の体験に関心を向けましょう
使用にあたっての準備・心構えなど	変化への適応を促進するために，患者さんに対する理解を深めていきます．他者を理解するむずかしさを自覚すること，それでも少しでも患者さんを理解したいと思うこと，その両方を忘れないようにしましょう．

13 がん患者の療養上の意思決定プロセスを支援する共有型看護相談モデル（NSSDM）

こんな患者さんに効果的	NSSDM は，意思決定の局面に向き合うことができていない方にも適応することができます．
使用上の注意すべきポイント	意思決定支援において，情報提供ではなく患者さんの価値観や気がかりに関心を向けて，意思決定の方向性を導きます．
使用にあたっての準備・心構えなど	意思決定支援の前提条件として，医療従事者としての推奨事項を提示したり，選択肢の比較検討を主軸とするのではなく，患者さんの意思決定プロセスを共有しながら看護ケアとして NSSDM を用いる心構えが必要です．

14 症状マネジメントの統合的アプローチ（IASM）

こんな患者さんに効果的	IASM は患者さんの体験を理解することが重要であるため，自分の症状を話すことのできる患者さんに適しています． （※せん妄や認知症のある患者さん，言語障害のある患者さんへの使用は難しいです）
使用上の注意すべきポイント	症状が複数ある患者さんに使う場合は，患者さんが一番気になっている症状を切り口にします．その症状を紐解いていくと，患者さんの全体が理解できるようになります．
使用にあたっての準備・心構えなど	何よりも大事なのは，看護師が患者さんに関心を寄せることができるかどうか，看護師の姿勢のもちかたです．患者さんへの関心が薄いと効果的に使用することができません．

15 心理的ストレス・コーピング理論

こんな患者さんに効果的	心理的ストレス・コーピング理論は，患者さんが新規性の出来事や強い心理的ストレスを感じる出来事に直面したときに適しています．たとえば，がんの病名告知後や治療の副作用の出現時，思うような治療効果が得られなかったとき，社会や家庭での役割喪失が起こった場合などです．
使用上の注意すべきポイント	ストレスの強い状況から危機的な状態に移行してしまった場合には，心理的ストレス・コーピング理論ではなく，危機理論などを用いた分析に切り替えることが重要です．
使用にあたっての準備・心構えなど	患者さんの身体的側面・心理面の変化をよく理解し，変化に気づくことが大切です．そして，ゆっくりと話しを聞きましょう．また，日ごろから患者さんの行動や言動などを注意してみるとどういったコーピングを取っているのかがわかると思います．

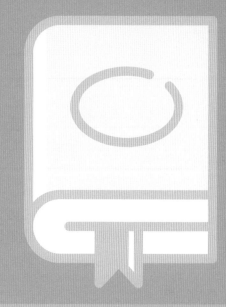
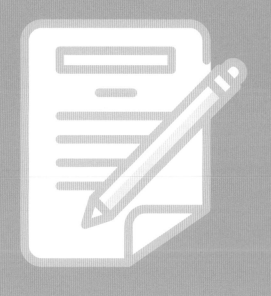

困難事例を
理論で読み
解いてみよう

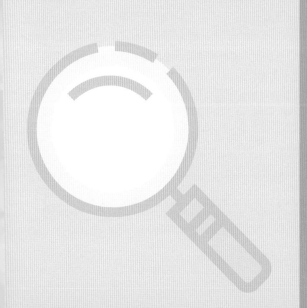
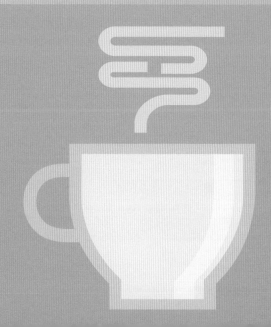

1

ニューマン理論

▼

事例 末期すい臓がんの告知を受けてスピリチュアルペインを
体験している壮年期のAさん

■Aさん，男性40歳代，調理師，共働きの妻（40歳代）と二人暮らしで子どもはいない．
■診断名：末期のすい臓がん（既往歴はなし）
■現病歴：X年10月に上腹部の痛みで消化器外科を受診した時は，すでに進行していて腹腔神
　経叢ブロックの適応となった．その後在宅療養に移行したが，骨転移による右腰部などの疼痛
　が増強して意識も朦朧となり，年明けに緊急入院となった．入院後は，主科から緩和ケア医へ
　診療依頼が出されて疼痛コントロールが施された．

■Aさんの言動：
・緊急入院の数日後，医療用麻薬と鎮痛補助薬で疼痛が緩和し，現状と向き合えるようになる
　と，病気になった自分を責めたり，「なぜ自分が…」と繰り返すようになり，「自己の存在と
　意味の消滅から生じる苦痛」といわれるスピリチュアルペイン（Spiritual Pain）[1]を体験して
　いるさまを表した．
・がん看護専門看護師（以下，看護師）が緩和ケア医から依頼を受けて訪室すると，目覚めた
　ばかりであり，「怖くて，怖くて…」と苦悶表情で何度も繰り返した．葬式の夢をみたらし
　く，その話しを聴いていくと，お棺のなかに引きずり込まれそうな死への恐怖感を味わった
　という．
・夢の話を終えると少し落ち着きを取り戻し，「妻と一緒になれて幸せだった」と語り，その
　時，点滴交換で入室してきた新人看護師のことを「若いということは健康的で美しい」と興
　奮した様子で称賛した．
・自分の仕事への悔いについて語り，「働いていた時は，客の苦情には謝ればすむことと思っ
　ていた」と，現役時代の仕事への向き合い方を後悔した．
・幼いころ自分のいいかげんさを父親に注意された出来事を語り，「俺はいいかげんな人間だ」
　と自分を責めた．語調は強くなり，あたかも誰かに神罰をくだされているかのように，「お
　前は，人生を恥じることなくやってきたか！」と繰り返した．そして，また苦悩の表情に
　なった．
■Aさんの妻の言動
・緊急入院の時，夫に痛みが出てきた時，「働いている私を気遣い，痛みを我慢する夫をみる

ことがつらかった」と吐露した.

・入院後，担当看護師がＡさんの妻へかかわると，夫が末期すい臓がんの告知を受けた当初は「私はどうなるの」と思ったけど，在宅療養の過程で動けなくなっていく夫を看病しながら「いまの状態にあるのがこの人」と思えるようになったと話した.

・また，夫は面会に来る親族や友人には「おいしい言葉（心に残るお別れの言葉）」をかけるけど，私には何も言ってくれないと担当看護師にこぼした.

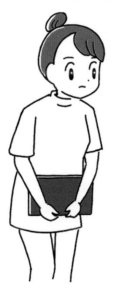

私には何も言ってくれません…

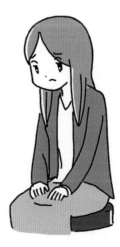

Aさんとその妻の言動から看護師は何を思ったのか

　緩和ケアチームの回診ですでに面識があったので，夢から目覚めたばかりで「怖い，怖い」といっているAさんに寄り添いました．夢の話をするAさんに，理解できない点を看護師が確認すると「質問の意味を解釈して応える」という思考ははっきりしていました．そこで，Aさん自身が体験した恐怖感を整理できるように話しを聴きながら，Aさんがいま関心を抱いていることを確認していきました．その過程で看護師が感じたこと，考えたことを表に整理します．

Aさんの言動	看護師の思考
・「葬式の夢をみて，お棺のなかに引きずり込まれそうな死への恐怖感を味わった」	病状からも「自分の死」を意識したスピリチュアルペインを体験しているだろうに，夢にまで「死への恐怖」を味わうなんて残酷すぎる．何とか力になれないだろうか．
・夢の話を終えて少し落ち着きを取り戻し，「妻と一緒になれて幸せだった」と語り，新人看護師に「若いということは健康的で美しい」と興奮した様子で称賛した．	恋愛結婚と聞いていたので，妻との思い出を大事にしている一方で，病者となり健康を失い，妻を一人残して逝くことを申し訳なく思っているのだろう．病気にとらわれないで自分らしさを取り戻してほしいな．
・自分の仕事への悔いについて語りはじめ，「働いていた時は，客の苦情には謝ればすむことと思っていた」と，現役時代の仕事への向き合い方を後悔した．	末期すい臓がんの告知は，Aさん夫婦にとっては晴天の霹靂だったことだろう．そして，働き盛りのAさんにとっては，将来が断たれたことで，今までの仕事の向き合い方という「過去への後悔」に関心が向いてスピリチュアルペインを体験しているのだな．
・幼いころ自分のいいかげんさを父親に注意された出来事を語り，「俺はいいかげんな人間だ」と自分を責めた．語調は強くなり，あたかも誰かに神罰をくだされているかのように，指を天にさして「お前は，人生を恥じることなくやってきたか！」と繰り返された．そして，また苦悩な表情になった．	病のスティグマ（stigma：けがれた者として烙印を押される）[2]といえる「いい加減な人間だったからその罰としてがんになった」というAさん自身の人生の評価がスピリチュアルペインを助長している．

Ａさんの妻の言動	看護師の思考
・夫に痛みがでてきた時，「働いている私を気遣い，痛みを我慢する夫をみることがつらかった」と吐露した．	在宅療養では，お互いを気遣いあっていたんだな．他者に言えないで我慢している痛みの体験もまた，スピリチュアルペインを助長している．
・夫が末期すい臓がんの告知を受けた当初は「私はどうなるの」と思ったけど，在宅療養の過程で動けなくなっていく夫を看病しながら「いまの状態にあるのがこの人」と思えるようになった．	若くして夫を亡くすという予期的悲嘆を，Ａさんの妻は在宅で看病をする過程で受け止めてきたんだな．
・夫は面会に来る友人や親族には「おいしい言葉」をかけるけど，私には何も言ってくれない．	「妻と一緒になれて幸せだった」と私には言っていたけど，奥さんには伝えてないんだ．面と向かって言えないＡさんの気持ちもわかるけど，夫婦で対話する機会ができるといいな．

　看護師はスピリチュアルペインを抱えて苦悩しているＡさんの力になりたいと強く思いました．Ａさんの妻の言動からもお互いに気遣っている夫婦の様子がわかり，看護師の助けが欠かせないだろうと考えました．そして，突然のがんの診断で若くして将来を断たれた現実に，自分の仕事への向き合い方を後悔し，病のスティグマで自分の生き方を責めて苦しんでいるＡさんに，自分の人生に意味を見出してほしいと思いました．

　皆さんなら，このようなＡさんにどのように介入しますか？　がん医療の臨床の現場ではスピリチュアルペインで苦悩している患者さんの力になりたいと願っている看護師はたくさんいると思います．また一方で，どのように介入してよいか立ち止まって悩むことも多いのではないかと推察します．この事例で看護師は，Ａさんの力を信じてＡさんが自ら人生に意味を見出すことができる手助けをするために，マーガレット・ニューマン（Margaret A. Newman）の健康理論に基づく看護実践を試みました．

ニューマン理論の紹介

　ニューマン理論[3]の英文は，Health as Expanding Consciousness で正式には「拡張する意識としての健康の理論」と訳され，HEC と略して用いられます．HEC は全体性のパラダイム（paradigm：ものの見方，世界観の意味）に準拠し，①人間は部分の総和ではなく，またそれとは異なるものである（統一体としての人間），②人間はオープン・システムであり，環境と継続的に相互交流している，③人間は逆戻りすることなく，定方向に進化しているという見方が大前提になります[4]．

　そして，ニューマン博士は，意識としての人間全体が拡張・進化する過程こそが「健康」であるとし，「健康とは疾患がないことだけでなくそれを超越する」という新しい健康の概念を提唱しました．意識とは人間全体を意味します．すなわち，HEC では，人間は人的・物的環境との相互作用を通して，成長する存在であるという見方をします．たとえ，疾患が進行し，死が近づいてスピリチュアルペインに苦しんでいたとしても，環境と豊かに響き合うことを通してその体験に意味を見出すならば，そのプロセスは「健康」であるととらえるのです．看護師は，療養体験に苦悩を抱いている患者・家族の豊かな環境となって相互作用することを求められます．

　また，全体性のパラダイムでは疾病と非疾病を二分する見方はしないため，スピリチュアルペイン[1]の体験を分析的にとらえるのではなく，「疾病によって開示したパターン（pattern：一般的には規則性をもった様式などを意味するが，HEC ではその人と環境との相互作用のあり様の意味で用いる）」としてとらえます．そして，逆戻りすることなく定方向に進化するというその人の内部の力を確信し，環境と継続的に相互交流しているという見方をします．その見方からスピリチュアルペインという部分を包含したその人の病態生理的な内部環境および外部環境としての家族やコミュニティとの相互交流におけるパターンの開示に焦点を当てます．

　HEC における看護の目的は，患者がより高いレベルの意識へと拡張・進化していくように，人々が自分の内部の力を認識し使うように支援することです．言い換えれば，HEC に導かれた看護実践は，スピリチュアルペインを体験している患者が自分自身の全体性であるパターンを認識することで，より高いレベルの意識へと拡張・進化することを目指し，結果としてスピリチュアルペインから解放されることを重視します．

　ニューマン博士は実践のプロセス[5]（**図1**）として，自分の力ではどうにもできない窮地にある患者が，心から寄り添う看護師とまさに一つになって，患者は自分のパターンを認識することで意識が拡張・進化し，看護師もまた寄り添いがもつ変容的な力を体験しながら成長していくことを表しています．ここでいう「寄り添い」とは，HEC に導かれた看護実践であり，パターン認識の過程を両者でたどることです．ニューマン博士は，このような両者の関係性は，ケアする者とされる者の関係を越えてともに成長するパートナーシップであると述べています．

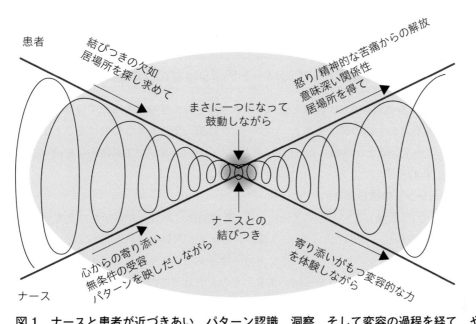

**図1　ナースと患者が近づきあい，パターン認識，洞察，そして変容の過程を経て，やがて
　　　離れて行くさま**

(Newman MA：変容を生みだすナースの寄り添い―看護が創りだすちがい（遠藤惠美子監訳），p43，医学書院，2009
より引用；Newman MA：Transforming Presence-The Difference That Nursing Makes, p35, FA DAVIS, 2008)

ニューマン理論の型紙

HEC に導かれた看護実践としてのパートナーシップのプロセス

　HEC に導かれた看護実践とは，理論を通して現象全体をみて意味をとらえて行動することで，患者が自分自身の全体の開示である"パターンを認識"できるように助けることです．ここでは，ニューマン博士が提唱した HEC に導かれた方法[6]に基づいて具体的な看護実践について説明します[6]．

❶ パートナーシップのはじまり

　窮地におちいって苦悩している患者を前にして，看護師は「"あなたが気がかりです（I care you）"という気持ちと，"助けたい"という願い」を伝え，対話の目的を述べてパートナーシップを申し出ます．最初の対話で，「人生における意味ある出来事や人々との関係についてお話しください」という問いかけから始めます．その人にとっての"意味ある"ことには，その人のパターン（その人らしさ）がいきいきと映しだされるからです．ただ，このとき患者の苦悩や怒りが強い場合は，その苦悩の表出から始まる場合があります．それもまた重要なことで，看護師は無条件にその思いを共感的に傾聴します．大切なことは誠実に相互交流し，患者のパターン（その人らしさ）が開示することを助けることです．患者が語る出来事を詳細に知るための情報収集やアセスメントはしないで，看護師は患者が自由に語れるような豊かな聴き手になり，その人がいきいきと自分の人生の物語を語れるように波長を合わせてその人を理解することに焦点を合わせます．患者の語りが終わったところで，次の対話の約束をします．

❷ 物語の発展（パターン認識を促す対話）

　患者が"どのようなことを大切にして生きてきたか"ということに着目し，患者の人生の物語の軌跡を組み立てます．ニューマンは，この物語を「関係性の連続的な形態と意味ある出来事を示す簡単な図形（表象図）に変える」ことをすすめています．看護師は描いてきた表象図における「意味ある語りの内容」をフィードバックし，追加したいことや新たな気づきについて対話をすすめます[7]．大事なことは，詳細な事実確認ではなく，患者がこれまでの自分のパターンに目を向けることで，患者の関心が自分自身に向いた時に自分について語ることを促したり，こちらがとらえた患者のパターンを率直に投げかけて，拡張・進化するパターンの開示を促します．

❸ フォローアップの面談（時に複数回）

　対話は，患者が自分のパターンを認識し，新しい生き方を見出し，やっていけそうだという安定感を得られるまで繰り返します．そのことが明確に表れる人，そうでない人，時間がかかる人などさまざまです．これまでの知見では 3 回程度の対話が必要だといわれていますが，患者に応じて合意のもとですすめていきます．また，臨床における看護実践では表象図を一緒にみて行くことが，患者の病状によっては難しいことがあります．そのような場合は，

対話のなかで看護師が「意味ある語りの内容」や「とらえた患者のパターン」をフィードバックしながら患者が自分のパターンに目を向けることができるように心がけます．患者が自分のパターンに気づき，新しい生き方を見出した時がパートナーシップの終結の時です．看護師は，患者がこれから自身の内部の力を使って生きていくことを信じ，両者でパートナーシップの終了を確認し，この関係性を手放して自然の流れにゆだねます．

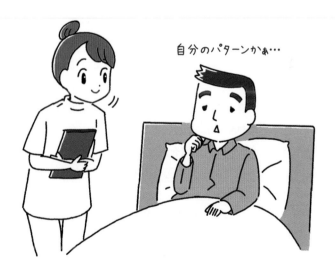

自分のパターンに目を向けてもらう

型紙を使ったケアの可視化

▶ 理論に導かれた事例展開とその意味

❶ パートナーシップのはじまり

　Aさんを訪室していた看護師は，あたかも誰かに神罰をくだされているかのように，「お前は，人生を恥じることなくやってきたか！」と繰り返し，また苦悩な表情になっていったAさんに，すかさず「自分で自分を責めてらっしゃるのですね」と声をかけました．するとAさんは，ハッとしたように看護師をみて「そうです．自分で自分に言っています」と静かに応えました．落ち着きを取り戻したAさんは，妻のことや仕事のことを語り出しました．看護師（以下，私）は，緊急入院となったAさんの苦しい胸の内を感じ取りながら話を聴き，「Aさんの力になりたい」と伝え（I care you），「気持ちの整理を付けられるまで（人生に意味を見出せるように）一緒にお話しましょう」と対話の目的を伝え，HECに導かれた対話に誘いました．

　2日後，「人生における意味ある出来事と人々」という問いかけに，Aさんは幼少の話から始めました．私は，Aさんが言葉を発するごとにうなずいたり，語尾を復唱したりし，Aさんの思いに共感を示しました．また，語りの意味をAさん自身が認識できるように促しながら，Aさんのパターン（Aさんらしさ）が浮き彫りになるように対話しました．Aさんは，曲がったことが嫌いで，大人に対してもはっきり意見を言うので，父や兄から注意を受けるほどの正義感が強い少年時代を過したことを語りました．そして，職業を選択した青年時代から仕事の話題に移りました．律儀で真面目であったAさんは，決められたとおりに調理をこなすことを重視し，食べる人からの「苦情には謝ればいい」という考えでやってきたといい，食べる人に「満足を与えたい」と願って調理するのとは雲泥の差であったことに今更気づいたとうなだれました．加えて後輩への調理指導も横柄だったと回顧し，語りは調理師としての"仕事への悔い"に終始しました．

❷ 物語の発展（パターン認識を促す対話）

　私は，Aさんの病状から表象図を共有することは難しいだろうと判断し，前回語られた内容から，「仕事で成し得なかったこと」や「後輩へのかかわり方」についての後悔がAさんのパターン（Aさんらしさ）を映し出す意味ある出来事や人々との関係と考え，後悔を語るAさんのあり様から「Aさんが律儀で真面目なことが伝わってきた」ことをフィードバックしました．そして，「その時々で精一杯のことをされていたように思いました」と，感じたままを誠実に伝え，追加で話したいことや気づきについて語りを促しました．

　少し間をおいてAさんは，「自分は出世欲がなく家庭や趣味を優先にしてきました．それで，仕事はただ真面目にやるべきことをこなしてきました．自分には，もっと何か，食べてくれる人のために仕事を成せたのではないかという悔いがあるのだとわかりました」と，スピリチュアルペインの根幹にある自身のパターンに目を向けました．つまり，Aさんは「後

悔の余地を残した人生（仕事への向き合い方）に対して『いい加減な人生を送った』と，自分自身を赦せずに苦しんでいる」自分のあり様を認識したのです．その瞬間，“自分で自分を責めていた”当初のAさんとは違って，どこかほっとした様子にみえました．

　次回の対話は「家族のこと」と約束して退室しようとしたちょうどその時，主治医の回診があり，Aさんは自分の症状などを主治医に伝えた後，「できればもう一度，ユニフォームを着て職場へ復帰したい」という願いを自ら医師に伝えました．この“叶えられない望み”を聞いた主治医は，病室を一緒に出た私に，「つらいね」といい，この希望を無念としてとらえました．しかし，Aさんとともに人生をたどった私は，Aさんが苦悩している自分のパターンを認識し，希望を取り戻した瞬間のように思え，Aさんがもつ力に感動しました．

　対話を通してAさんは，正義感が強く，律義でまじめに生きてきた自身のパターンを開示し，看護師を通してそのパターンがみえたことで，自らスピリチュアルペインの根幹にある苦しみについて洞察を得ることができました．当初“神からの罰”として自分を責め，自分が創り出したスティグマに苦しんでいたAさんは，その根底に潜んでいた苦しみの意味がわかることで，スピリチュアルペインから解放されていったようにみえました．

　また，この場面では医師と看護師の見方の違いが対極するものとして示されています．つまり，疾病と非疾病を二分した見方をする医師にとって，回復できないことはがんへの敗北であり，叶わぬAさんの希望は無念なものとなります．一方，Aさんの豊かな環境として寄り添う看護師には，死を目前にしてスピリチュアルペインから解放され，希望を抱いて拡張・進化していく変容の姿として体験できたのです．つまり，寄り添いがもつ変容的な力を体験しながら終末期にある患者の内部の力を確信できたことで，看護師もまた成長していくことを示唆しています．

❸ **フォローアップの面談**

　Aさんの病状は短期にすすみ，5日後には妻と母親に付き添われるようになっていました．前回の約束通り，Aさんは家族のことを話しはじめました．以前は仕事より家庭を選んだ人生を後悔していたAさんでしたが，その日は，若いころ旅行を我慢して家を買ったこと，夕食は必ず妻の手料理を食したことなどをうれしそうに語りました．それから共に人生を過ごしてきた妻に対して，初めて感謝の思いを告げたのでした．

　妻と母親も自然に対話に加わり，穏やかに家族の思い出を語る場になっていきました．そこには，大切に“いま”という時を刻もうとする一家のパターンが開示しました．もうAさんと家族の力で最期のプロセスを歩んでいけると確信した私は，パートナーシップの対話を終了することを告げ，家族3人をその場に残して退室しました．Aさんは，笑顔でそれを受けとめました．

　つまり，「家族を優先にしてきた人生」に，Aさんは新しい意味を見出すことができたのです．後悔と自責によって生まれたスピリチュアルペインから解放され，Aさんは家族とともに穏やかに過ごす時間を取り戻すことができました．

ケアの可視化を終えて

▶ 終章（エピローグ）：最期のとき

　病棟へ行くと，「昨晩，Aさんが何回も起きあがろうとしたので，ベッドサイドに座ってもらい落ち着いた後に眠剤を投与した」という報告をナースから受けました．一見不安定にみえるAさんの姿は，私には職場復帰を願う希望のあらわれのように思えました．訪室するとAさんは「起きあがりたい」と希望し，私は，家族の協力を得て慎重に車イスに移乗しました．血圧が低下してすぐにベッドに戻ることになったので，私はAさんの手を握り，「もう起きあがるのは難しい」ということをまっすぐ目をみて伝えると，Aさんは「ありがとう」と言って深くうなずきました．Aさんが，自分の状況を悟ったことが伝わってきました．Aさんの苦痛はさらに増し，医療者と家族で鎮静の検討がされました．私はいまのAさんならば自分で決めることができると確信し，Aさんに直接「苦しいのをとるために，少し眠った方が楽になりますが，どうしますか」と尋ねました．Aさんは苦しい息づかいのなかで，かすかに目をあけて「そうだね」と応えました．「もう話せなくなるかもしれないけど，なにか話しておきたいことがありますか？」と尋ねると口元が動いたので，私はすぐにAさんの妻と交替しました．妻はしっかりと夫の手をとって握り，二人の時間が流れました．そして，Aさんは鎮静が開始された数時間後，安らかに永眠しました．

　Aさんの死装束は，「もう一度職場に戻りたい」というAさんの願いを汲んで，妻が担当看護師に相談し，調理師のユニフォームを準備していました．妻は，最期の日に，「ここにいるわよ」といって夫の傍らに寄り添った時，「わかっているよ」とAさんが返答したことを喜び，「夫からのおいしい言葉」へのとらわれから解放されて，夫と最期まで平凡な日常の会話ができたことを大切に感慨深げに語りました．それから一週間後，病棟を訪ねてきてくれた妻は，Aさんの友人たちが毎日訪れてくれることで，Aさんを感じ，さびしさが紛れていると報告してくれました．

　このエピローグでは，パターンの開示が，病気として開示したり，その人らしさの開示であったり，そして，死として開示する場合であっても，その人だけでなく家族，医療者を含むコミュニティを包含していくことを象徴しています．すなわち，Aさんの全体性としてのパターンの開示は，家族，友人，医療者といった環境と相互交流しながら全体へ波及していきます．最期の時に看護師がAさんの思いを叶えたいと行動し，看取りに向けたケアを実践し，妻と担当看護師はAさんの願いを「ユニフォーム」に託し，Aさんの友人たちは残された妻を訪ねるといった様子がそれにあたります．

　つまり，HECでは生と死をも二分することはなく，オープン・システムである意識としての人間は，周囲の目にみえる環境にととまらず，森羅万象（この世に存在するあらゆる物や現象）と相互交流しながら進化・拡張するという見方をします．したがって，パターンの開

示としての病も死をもその人をおとしめるものではなく，その人が進化・拡張する様にかかわった人々は感動して癒されていくのです．

 理論のひとかけら

1．理論家の紹介

　HEC を提唱した Margret A．Newman（1933-2018）博士（以下，ニューマンと記す）をご紹介します．ニューマンが米国の大学を卒業した時，数年前から筋肉萎縮性側索硬化症を患っていた母親の介護を 5 年間余儀なくされました．そして，後にこの介護体験を「母は身体的には動けなかったけれども，ほかのすべての人々と同じように全体的存在としての人間であることを私は学んだ．（中略…）5 年間は，ある意味では困難で疲れる窮屈な日々であったが，ほかの意味では愛情に満ちた拡張的な日々であった」[8]と，大きな困難に直面してそれを切り抜けた「理論の原体験」として語られています．

　母親の死後，看護大学に進学したニューマンは，ドロシー・ジョンソンの論文「看護ケアの意義（Dorothy E J：The significance of nursing care）」[9]と出会い，看護学の知の発展へと目覚めたと述べています．この論文は，医学が疾病の予防と抑制を目指しているのに対して，看護ケアは患者を安定した状態に入らせて維持することを目指しており，医学とは異なる看護独自の責務を主張したものです．つまり，1960 年代看護学部の教育プログラムの主流が医学だったなかで，看護学と医学の知はまったく異なることだと認識したのです．

　修士課程修了後 1967 年に，ニューマンは自分の原体験と調和する看護の概念化をもつロジャーズ[10]（Martha E. Rogers：「統一体としての人間の科学」で，看護界に初めて全体論の考え方を導入した理論家）を師事し，ニューヨーク大学博士課程に進学しました．当初は，リハビリテーション看護分野で，介護の体験から動き（movement），時間（time），空間（space）に関連した実験研究（3 種類の速度で歩き，その短い間にすぎた時間を見積もる）をしていました．その実験で「参加者が無理に動きを制御したことで自分の動きをどのように補っていたか」という話から，研究すべき重要な側面として，その人の全体としての意識（Consciousness）という概念に向かいました[11]．

　科学的実証研究を手放したニューマンは，動き，時間，空間に関するパターンを，ある特定な質問によってとらえようとさまざまに試みた末，研究助手の提案から「人生において最も意味深い体験についての語り」が，人生パターンがあらわれる語りを刺激することを納得され，冒頭の問いに用いたといわれています[12]．そして，1978 年，ニューヨークで行われた看護理論カンファレンスで HEC を発表．1991 年にはロジャーズの全体論の考え方を継承して本文中で紹介した新しいパラダイムを発表しました[4]．

　その後ニューマンは，看護学の独自の理論・実践・研究の融合であるニューマン・プラクシス（Newman Praxis）を目指し，ニューマン理論に導かれながら，看護研究を実践と重ねながら進める方法論である看護独自の実践研究を展開されました[13]．

2. HEC の基礎にある理論[14]

ニューマンは，HEC における「全体性の意識」を明確にすることを助けてくれた理論家としてベントフ（Itzhak Bentov の意識の理論[15]：人生を拡張する意識の過程で，意識をシステムの情報交換能力と定義し，それは環境との相互作用の質と量という点でとらえられると考え，意識の指標は時間だと主張した）を紹介しています．

HEC を支持する理論としては，デヴィット・ボーム（David Bohm）[16]の隠された秩序理論，イリヤ・ブリゴジン（Iiya Prigogine）[17]の散逸構造理論，アーサー・ヤング（Arther Young）[18]の意識の進化理論をあげています．下記に説明を加えておきますので関心のある方は参考にしてください．

・ボームの隠された秩序理論：「疾病によって開示されたパターン」について

ボームは現実に開示した目にみえる秩序を一義的とすると，目にはみえないが，潜在しているパターンという考えを立て，これを隠された秩序と命名した．隠された秩序は二義的であるが，隠された秩序が放つ情報はいたるところにあり，空間と時間によって制限されることはない．その情報は響き合い共鳴する場を経由し，私たちの感情を通して手の届くものとなる．つまり，疾患はもちろん，ほかの観察可能な人間の機能的活動のすべては，この潜在的パターンが外に開示したものであり，言い換えれば，疾患は潜在するパターンが外に開示したものなので，全体から切り離すことができないことを支持している．

・ブリゴジンの散逸構造理論：「より高いレベルの意識へと拡張・進化」について

すべてのダイナミックなシステムは秩序正しく揺らいでいるが，ひとたび破壊的な出来事が起こると，その時点で，一見ランダムで，無秩序にもみえる自己組織的な動きをはじめ（混沌），その状態はより高次のレベルの組織体という新しい方向が定まるまで続く．つまり，システムである人間が，疾病を患うなどの出来事で混沌としている状態は，全体的な脈絡でみるならばより高次の意識へと進化する前段階であることを立証している．

・ヤングの意識の進化理論：「意識（consciousness）とは進化のプロセスである」について

ニューマンは，HEC のコア概念（時間，空間，運動，意識）と 7 段階のヤングの意識の進化の概念化を一体的なものとして論じ，選択の時をターニングポイントとしてここをたどることで意識が進化すると主張した[19]．

引用文献

1) 村田久行：終末期がん患者のスピリチュアルペインとそのケア．日本ペインクリニック学会誌 **18**（1）：1-8，2011
2) Kleinman A：病いのスティグマと羞恥心（江口重幸ほか訳）．病いの語り，p207-222，誠信書房，2003
3) Newman MA：マーガレット・ニューマン看護理論：拡張する意識としての健康（手島恵訳），医学書院，1995
4) 遠藤惠美子：マーガレット・ニューマンの理論に導かれたがん看護実践．p12-14，看護の科学社，2014
5) Newman MA：変容を生みだすナースの寄り添い—看護が創りだすちがい（遠藤惠美子監訳），p43，医学書院，2009
6) 前掲書 5）：p115-118
7) 三次真理ほか：Newman 理論に導かれたケアリング・パートナーシップの方法論とその意味．がん看護 **23**（7）：708-711，2018

8) 前掲書3)：p. xix-xxii

9) Dorothy EJ：看護ケアーの意義，看護の本質；看護学翻訳論文集（兼松百合子訳），第3版，現代社，p81-92，1990

10) Rogers ME：ロジャーズ看護論（樋口康子ほか訳），医学書院，2002

11) 前掲書5)：p3

12) 前掲書5)：p10

13) 前掲書5)：p27-39

14) 前掲書3)：p27-41

15) Bentov I：ベントフ氏の超意識の物理学入門（スワミ・プレム・プラブッタ訳），p87-134，日本教文社，1995

16) Bohm D：全体性と内臓秩序（井上忠ほか訳），p246-292，青土社，2009

17) Prigogine I et al：混沌からの秩序（伏見康治ほか訳），p242-279，みすず書房，2010

18) Young AM：われに還る宇宙―意識進化のプロセス理論（スワミ・プレミ・プラブッタ訳），p381-385，日本教文社，1988

19) 前掲書3)：p37-41

2

ケアリング理論（患者–看護師関係）

▼

事例 積極的治療の継続が難しいと告げられた若年の B さん

■B さん，23 歳の女性，大学 4 年生で食品会社に就職が内定している．両親と妹の 4 人家族で，留学経験もあり，語学が堪能，友人も多い．

■診断名：切除不能進行すい臓がん，肝転移（既往歴はなし）

■現病歴：就職前の健康診断で肝機能異常を指摘され，内科を受診した所，すい臓がんと診断．手術を試みたが，血管浸潤のため断念した．術後，化学放射線療法を開始したが，急速に腫瘍が増大し，閉塞性黄疸を認め，経皮経管胆道ドレナージ術を実施した．同時期に背部痛や倦怠感，食欲不振が出現し，医療用麻薬（オキシコンチン）が開始となった．医師から B さんに，今後は積極的治療を継続することが難しく，症状緩和のための緩和ケアを主体とする方針となることが説明された．余命について自ら尋ね「これから先の時間は，1 ヵ月〜数ヵ月という可能性もあります」と伝えられた．

■B さんの発言・行動：入院直後の B さんはいつも綺麗に身の周りを整え，休日には学生時代の友人が複数で面会に来て，面会室で過ごしていた．病状説明後の B さんは次のような様子であった．

・取り乱す様子なく，「お父さん，お母さん，C ちゃん（妹）ごめんね．これからのこと，また考えていかないとね」と小さな声で呟いた．

・看護師がベッドサイドを訪室すると，涙をこぼしながら携帯電話を眺める姿があった．

・その日以降，ほぼ 1 日中，B さんはベッド上で過ごし表情も冴えず，言葉数も減っていた．

・看護師がいまの気持ちを尋ねると，「大丈夫ですよ．オキシコンチンがはじまってから，痛みは変わりないです．大丈夫です」などの返事があり，それ以上の会話を拒む様子があった．

・ある日，友人が面会に来たが，「いまは会いたくないので，検査でいないことにしてもらえませんか」と面会を拒む発言があった．

・看護師が採血に行くと，「もう採血なんて，やっても意味ないんじゃないですか」と声を尖らせ，今までにないいらいらした様子があった．

■B さんの母親の言動：「本人には予後について言わない方がよかったのかもしれないです．弱音は言いませんが，明るくみえて繊細なところもあって．私が代わりにがんになればよかったのに」と涙ぐまれた．

Bさんの言動から看護師は何を思ったのか

　看護師は，Bさんが置かれている厳しい局面に対して，何かできることはないかとかかわろうとしています．その時の看護師が感じたこと，考えたことを**表**に整理します

Bさんの状況・言動・様子	看護師の思考
いつも綺麗に身の周りを整えており，休日には学生時代の友人が複数で面会に来て，面会室で過ごしていた	Bさんは友人が多くて，周りの人とのつながりを大事にする人だな．こういう時間が，気分転換や気持ちの支えになっているのだろうな．
Bさんの腫瘍は治療中も急速に増大し，閉塞性黄疸を認め，経皮経管胆道ドレナージ術を実施した．同時期に背部痛や倦怠感，食欲不振が出現し，医療用麻薬（オキシコンチン）が開始となった	痛みが強そうで心配．ドレナージが効いてくれるといいけど，おなかから管が出るようになって不自由だろうし，いつも身綺麗にしているのに，入浴できなくてつらいだろうな．何か手伝えることはないかな．しんどい時には話してくれるといいけど，我慢してないかな．
余命について自ら尋ね「これから先の時間は，1ヵ月〜数ヵ月という可能性もあります」と伝えられた	自分から余命のこと聞くなんて，今までもずっとこのこと，心配していたのかな．数ヵ月だなんて聞いてしまって，聞かれるままにすぐに話してよかったのかな．いまは，どんな気持ちだろう．
「お父さん，お母さん，Cちゃん（妹）ごめんね．これからのこと，また考えていかないとね」	自分の気持ちも出さずに，先にご家族に謝るなんて，本当はどんな思いでいるのだろう．Bさんは何も悪くないのに，病気になったことで自分を責めたりしていないかな．そうだとしたらとてもつらい……．
看護師がベッドサイドを訪室すると，涙をこぼしながら携帯電話を眺める姿が目に入った	Bさん，一人で泣いている．やっぱり相当つらかったよね．でも，何も言えなかった．
「大丈夫ですよ．オキシコンチンがはじまってから，痛みは変わりないです．大丈夫です」などの返事があり，それ以上の会話を拒む様子があった．	すぐに大丈夫っていうけれども本当に大丈夫なのだろうか．力になりたいと思っていることを上手にBさんに伝えられず，もどかしい．いろいろと聞いてしまうと，向き合いたくないものにあえて向き合わせて傷つけてしまうのだろうか．傷つけたくはないけど，このまま，そっとしておくだけでいいのだろうか．どうすれば力になれるのだろう．

友人が面会に来られたが，「今は会いたくないので，検査でいないことにしてもらえませんか」と面会を拒んだ．	いつも友人とニコニコ話すBさんが，大切な人にも会わないって，余程追い詰められているんじゃないかな．いったい，どうしたらいいのか．
「もう採血なんて，やっても意味ないんじゃないですか」と声を尖らせ，今までにないいらいらした様子であった．	Bさんの様子が少しずつ変わってきている．今までになく何だか投げやりで余裕がなくなっているサインのように感じる．
母親は「本人には予後について言わない方がよかったのかもしれないです．弱音は言いませんが，明るくみえて繊細な所もあって，私が代わりにがんになればよかったのに」と涙ぐまれた．	お母さんもご自身のことを責めているんだ．相当にショックだったろうな．お母さんの話もちゃんと聞いて気持ちのつらさに対応していこう．お母さんにも弱音を吐かないって，Bさんは一体どうやって今，心を保っているのだろう．なんだかとても，危うく感じてしまう．

　看護師の思考過程：看護師は，まだ20歳代前半という年齢で予後が短いことを知ってしまったBさんがそっと落涙し，言葉数が減って，落ち込んでいる様子を感じ取り，どんな思いでいるのかもっと知り，何か力になりたいと考えています．家族に対して申し訳ないというBさんの様子をみると，看護師自身も胸が詰まるような感覚になり，「Bさんは何も悪くないのに……」とやり切れない思いを抱いています．けれどもBさんに何を聞いても「大丈夫です」と返答があり，かかわりを深めることが難しく感じています．一方で，「友人に会いたくない」「採血なんてもう意味がない」というBさんに対して，ぎりぎりのところで自分を保っておられるような危うさを感じとっています．看護師は，医療者に積極的に援助を求めていないBさんに対して，「かかわりたいけれども，Bさんの本音がわからない」と，とまどいを感じながら，Bさんと接している状況です．

　皆さんなら，このように自分と同じような年代で，厳しい局面に向き合う患者さんやご家族にどのようにかかわっていこうと考えますか？　看護師は，患者さんを支えたい，何とか力になりたいと心から思っています．しかし，患者さんのニーズは多様で個別的なものであると知っているからこそ，看護師の推測や経験で推し量ることには限界も感じています．たとえば，気持ちがつらい時に親しい人にずっと側にいてほしい人もいれば，一人で外をみながら考えたい人もいます．痛みがある時に，静かにゆっくりと身体を温めることがいちばん心地よい方もいれば，痛みを忘れるような明るい会話をいちばんに望む方もいます．
　Bさんが誰に対しても心を閉ざしているこの事例では，本当はどんな思いでいるのか，B

さんの真の思いに近づくことがとても大切です．そのためにはまず，Bさんと看護師の間に，深い信頼関係を構築していくことが必要になります．相手への気遣いを，相手に伝わるような形にして伝え続けることで，信頼関係を結んでゆくケアリングの理論が，この事例にとてもよく合致すると考えられます．

　これから，Bさんに対する看護を，理論を用いながら一緒に考えていきます．看護師は，何もできていないような無力感を感じていますが，いまの時点ですでにケアリングは始まっています．理論と照らし合わせて考えることで，Bさんと看護師の間に何が起きているのか，ていねいに紐解いていきます．そして，看護師ができていること，いないことを明確にしていきたいと思います．まずは，この章で扱う理論を紹介します．

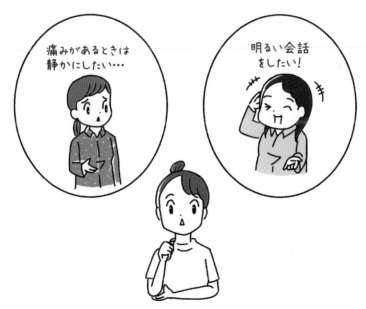

患者さんのニーズは多様で個別的

ケアリング理論の紹介

　この章で扱うのは，ワトソンのケアリングの理論です．ワトソンは，自身の闘病体験に加えて，医療がマニュアル化・システム化し，経済的な生産性や効率を重視されるようになってしまったことに警鐘を鳴らし，看護の価値，個別性を取り戻すために，ケアリングの重要性を主張しました．理論の骨格となる考え・原則は，**表 1** のとおりです．

表 1　中核となる考えと実践

- ・親しみと愛にあふれた心温まる実践
- ・尊い存在である相手（患者，同僚，家族など）への深い信頼
- ・エゴを超えて，相手の心–身体–スピリチュアルの全体性の働きかけ
- ・相手にとってのケアリング–ヒーリングの環境として存在する
- ・愛をもち信頼に基づくケアリングの関係を築く
- ・奇跡を認める（予測できず説明できない人生の出来事を受け入れること）

(Core Concepts of Jean Watson's Theory of Human Caring/Caring Science. The Core Principles/Practices：Evolving From Carative to Caritas を筆者翻訳，https://www.watson caringscience.org/product/core-concepts-of-jean-watsons-theory-of-human-caring-unitary-caring-science/（2021 年 2 月 21 日閲覧））

　ワトソンは，脳，心臓，腎臓，肝臓といった臓器（部分）の総和として人間をとらえるのではなく，人間は部分の総和以上の存在であるととらえています．人間の心と体が分離されるものではなく，互いに関係し合うことは多くの看護師が臨床で感じていることだと思います．そして，そのかけがえのない存在である患者さんに対して，トランスパーソナルなケアリングの関係を築き，ともに存在することを主要な概念としています．トランスパーソナルなケアリングの関係という表現は難しく感じますが，看護師である自分と患者との間に深い信頼関係を築いていくことがケアリングにおいて重要であると述べられています．それは，相手の体験している世界をそのまま自分の内部に受け止めるような関係性とも言いかえられます．**表 2** では，トランスパーソナルな関係の条件を示しています．相手へ，真摯に向き合う看護師のあり方が重要であることが強調されています．

表2　トランスパーソナルなケアリングの関係の条件

- 人間の尊厳を守り，高めるための道徳的責務
- 相手への尊敬と「愛」-その人のニーズ，希望，日常，慣習に敬意を払う
- 看護師であり一人の人間である自分と，同じように一人の人間である相手との間にあるケアリングの意識，統計や物質，疾患によって定義されることのない人と人のつながりをもつ
- 自分と相手の精神-身体-スピリチュアルな全体性を尊重し守ること，それにもとづき心をこめた癒しのケアリング
- 内的調和-バランスを維持する
- ニードをもつ人に対して，「働きかけ」，「共にいる」という意思をもつ
- 「誠実な存在」であること-相手へ敬意を払い，つながりをもつ

(Core Concepts of Jean Watson's Theory of Human Caring/Caring Science. Transpersonal caring relationship を筆者翻訳，https://www.watsoncaringscience.org/product/core-concepts-of-jean-watsons-theory-of-human-caring-unitary-caring-science/（2021年2月21日閲覧））

　さらに，ケアリングは患者-看護師の関係性を重視する双方向の営みであり，ケアされる側だけでなく，ケアを行う側も同じように，癒される，ともに成長するという側面をもっています．つまり，看護によって患者さんを支えることを通じて，看護師自身も「看護する喜び」を知り，またともに成長できるという考え方です．ワトソンは当初ケアリングの10のケア因子を明らかにし，その後，臨床カリタスプロセス，カリタスリテラシー（カリタスリテラシーとは，「適格性」を専門的に言い換えた用語で，ケアリングに包括される，特有の，人間味に溢れた姿勢をもつこと）を明らかにし，理論を進化させています（**表3**）．カリタスとは，ラテン語で，愛や親愛と訳され，「大切にする」「特別な関心を向ける」という意味があります．リテラシーとは，適格性のことで，**表3**では看護師はケアリングを実践するためにどうあるべきかを示しています．ワトソンの理論は，哲学的な表現が多く用いられ，抽象度が高いため，とても難しく感じますが，互いの大切さを追求するケアとは何かを考え，発展させている理論です．そして，行動そのものではなく，その奥にある看護師の姿勢に着目しています．ケアリング理論を学ぶことで，看護師が，患者に心から寄り添い，大切に思う気持ちをもってかかわることが生み出す，看護の力について考えていきましょう．

ケアリング理論の型紙

▶ カリタスリテラシー

表3　ケアリング実現のための看護師のあり方

	ケア因子	カリタスプロセス	カリタスリテラシー（適格性）
1	ヒューマニスティック，利他的な価値体系の形成	＜抱きあう＞ ケアリングの意図をもつ愛情，優しさ，穏やかさの実践.	相手に心を寄せ，尊敬・親しみ愛情のこもったケアリングを築く.
2	信頼-希望を浸透させる	＜インスパイアする＞ 誠実な姿で存在し，自分とケアする相手の深い信頼関係を可能にし，維持すること.	傾聴によって，患者（相手）の信念を素直に受け止め，相手に信頼/希望の感覚を得てもらう.
3	自分と相手に対する感受性の育成	＜信頼する＞ 自身のエゴを超越し，スピリチュアルな実践とトランスパーソナルな自己を育成する.	患者（相手）のニードと気持ちに責任をもち，さらに信頼-援助-ケアリングする関係性を築く.
4	援助し，信頼する（ヒューマンケアリングの）関係性を構築する	＜育成する＞ 援助-信頼-誠実なケアリングの関係性を構築し，維持する.	患者（相手），家族，ヘルスケアチームのメンバーと援助-信頼-ケアリングの関係性を維持する.
5	ポジティブ/ネガティブな感情の表現を促し，受け入れる	＜許容する＞ その場にいて，自分と相手がより深遠に結ばれ，ポジティブ/ネガティブな感情の表現を支持する.	スピリチュアルな成長を促進するために，ケアリングの環境に身を置き，ケアリングの関係性を築いていく.
6	創造的な問題解決のケアリングプロセスを体系的に用いる	＜深める＞ 自分自身を，そしてケアリングプロセスとして知っているすべての方法を創造的に用いる. ケアリング-ヒーリングの実践のアートに携わる.	（患者を）ケアリングするために，患者中心の問題解決と知識を用いる.

7	トランスパーソナルな教育-学習の促進	<バランスをとる> 相手の考えの枠組みの中に身を置きながら，存在と意味の統合に向けた教育-学習体験に取り組む.	ともに作り上げるケアリングの関係性は，患者と自分の知識，成長，エンパワーメント，ヒーリングプロセス，可能性を促進する.
8	支持的，保護的かつ／あるいは適切な身体的，精神的，社会的，スピリチュアルな環境の設定	<ともにつくりあげる> あらゆるレベルでのヒーリング環境を創造し，全体性，美しさ，心地よさ，尊厳，平和を強化する.	ケアリング関係を促進することで，患者が自らの全体性を強化し，癒しを生み出す.
9	ニードの充足を助けること	<奉仕する> 意図的なケアリングによって基本的ニードを，ていねいに尊厳をもって援助する．精神-身体-スピリチュアリティの調整，ケアのあらゆる側面の一体性と全体性を強化するための，ヒューマンケアの要素を管理する.	患者が自身のために明らかにしたニードを満たすための援助ができる.
10	実存的-現象学的-スピリチュアルな力の提供	<オープンになる> 人生の生，死，苦難というスピリチュアルで神秘的，未知で実存的な事象に心を開き，注意を払う．自分とケアを受ける人の，「奇跡を受け入れる」魂のケア.	自身と患者の間に起きる奇跡に備える.

(Core Concepts of Jean Watson's Theory of Human Caring/Caring Science. Evolution of Jean Watson's Carative Factors/Caritas Processes Over Time から表題部分のみ抽出し筆者翻訳, https://www.watsoncaringscience.org/product/core-concepts-of-jean-watsons-theory-of-human-caring-unitary-caring-science/（2021 年 2 月 21 日閲覧））

型紙を使った事例分析（ケアの可視化）

　この章では看護師がケアリングを意識してかかわることで，この事例がどう変化したか，具体的にみていきます．下記の**表**では，ケアリングのプロセスを段階的に理解できるように看護師の思考，言動，行動とカリタスリテラシーを照らし合わせています．

	カリタスリテラシー（適格性）	本事例での看護師の思考・言動・行動
1	相手に心を寄せ，尊敬・親しみ愛情のこもったケアリングを築く．	・Bさんの力になりたいという真摯な思いでベッドサイドに足を運ぶ．
2	傾聴によって，患者（相手）の信念を素直に受け止め，相手に信頼/希望の感覚を得てもらう．	・Bさんの不安な気持ちを感じ取る． ・Bさんの思いを知りたいと伝える． ・Bさんの思いを傾聴する．
3	患者（相手）のニードと気持ちに責任をもち，さらに信頼-援助-ケアリングする関係性を築く．	・Bさんの様子から痛みに対するケアのニーズを知る． ・Bさんの痛みを緩和できるようにケアを行う．
4	患者（相手），家族，ヘルスケアチームのメンバーと援助-信頼-ケアリングの関係性を維持する．	・Bさんの痛みが少しでも緩和されるようにそっと体を支え，痛みへの援助を行う．
5	スピリチュアルな成長を促進するために，ケアリングの環境に身を置き，ケアリングの関係性を築いていく．	・Bさんがどんな思いでいるのか問い，気持ちの表出を促す． ・Bさんが思いを伝えてくれたことに感謝する．
6	（患者を）ケアリングするために，患者中心の問題解決と知識を用いる．	・若年で死に向き合うBさんが，残された時間でやり残しの課題がないか，確認する． ・Bさんとご家族の関係性の強化について考える．
7	ともに作り上げるケアリングの関係性は，患者（相手）と自分に対して，知識，成長，エンパワーメント，ヒーリングプロセス，可能性を促進させる．	・Bさんが成長していく姿を知り，未完の仕事の達成を支援する． ・Bさんの大事にしていること，やり残しの人生の課題について話し合う．

8	ケアリング関係を促進することで，患者が自らの全体性を強化し，癒しを生み出す．	・Bさん自身が自分の存在価値を認めることができる．
9	患者が自身のために明らかにしたニードを満たすための援助ができる．	・Bさんのニーズが満たされることが看護師自身の喜びにも通じる． ・両親への感謝を伝えるというニーズを満たすために場の設定や痛みの緩和を行う．
10	自身と他者の間に起きる奇跡に備える．	・限られた予後に向き合う患者が，「つらいのは自分ががんばっているからだから，つらくてもいい」と発言する．芯の強さ，困難に向かうなかでも成長できる奇跡に出会い，感動する．

❶ **相手に心を寄せ，尊敬・親しみ愛情のこもったケアリングを築く．**

　看護師は，Bさんの力になりたいという自分の真摯な気持ちに，もう一度向き合うことにしました．自分は看護師として，困難な状況に置かれた患者さんに対してどうあるべきか，問い直した時，何ができるかの前に，徹底的に寄り添う覚悟をもとうと決めました．そのためには，患者さんの側に行き，Bさんが必要とした時にその存在に気づいてもらいたいと考えました．その意思をもってベッドサイドに足を運ぶことで，看護師のなかの戸惑いや躊躇が消えていきました．

❷ **傾聴によって，患者（相手）の信念を素直に受け止め，相手に信頼/希望の感覚を得てもらう．**

　ある時，Bさんは，「やっぱりがんが進行すると，痛み止めの量も増えますよね」と話されました．その言葉に，Bさんの心にある不安を感じとった看護師は，「Bさん，痛み止めの量が増えることが心配ないまのお気持ちについてもう少し聞かせていただけませんか」と尋ね，じっとBさんの言葉を待ちました．Bさんは長い沈黙の後に，「痛みを感じるたびに，私の身体のなかで何が起きているんだろうって考えてしまう．だから，この痛みは大したことじゃない，そんなに痛くないから大丈夫って何度もいい聞かせている．だけど，不安がまた押し寄せてきてどうしようもなくなって……いままで受験も就職活動もテニスの試合も，だめになりそうな時に途中で逃げ出すなんて絶対しなかったのに，この病気は無理．受け止めきれないの．すい臓だけこのベッドに置いて，もうどこかに逃げ出してしまいたい」と途切れ途切れに言葉にしました．看護師は，これまで人生の課題に正面から向き合ってきたBさんが，逃げ出したいぐらいのつらさを感じていることを感じ，そのやるせなさに胸が痛くなりました．

　この場面で，看護師は，Bさんの思いを聴きたいと言葉で伝え，そのことを受け入れたB

さんは素直なお気持ちを話してくれました．そして，Bさんの気持ちを聞いてよりいっそう，何とか力になりたいと強く思いました．

❸ **患者（相手）のニードと気持ちにより責任をもつことによって，さらに信頼-援助-ケアリングする関係性を築くことができる．**

　日々のBさんの様子にさらに関心をもって接していると，Bさんはうつ伏せに近い体勢でいることが多く，左手でよく背中を支えていることに気づきました．Bさんの身体拭きを手伝う時には，温かいタオルが，背中をしっかり温めて除痛効果が得られるように，ゆっくりとていねいにケアを実施しました．Bさんに看護師が洗髪や清潔ケアを行うその時間は静かで穏やかで，そのような日々のかかわりのなかで，Bさんと看護師の間には，少しずつケアリングの関係性が築かれていきました．

❹ **患者（相手），家族，ヘルスケアチームのメンバーと援助-信頼-ケアリングの関係性を維持する．**

　医師のドレーン刺入部の診察の介助をした時，Bさんが仰臥位の姿勢をとることがつらそうに感じた看護師は，いつもBさんが押さえている辺りに手を入れてそっと身体を支えました．体位による苦痛を緩和するための無意識的な援助でしたが，Bさんは，はっとしたような表情をみせて看護師に目を向けました．いつもBさんのことを気にかけていたからこその行動であり，この時看護師は，Bさんとの間で築きはじめたケアリングの関係性をお互いが認識した手応えを感じることができました．

❺ **スピリチュアルな成長を促進するために，ケアリングの環境に身を置き，ケアリングの関係性を築いていく．**

　看護師は，身体的にも心理・社会的にも，スピリチュアルな側面からも痛みを体験しているBさんが，何を語っても安心できる場を提供し，Bさんの心の揺れに寄り添い続けました．「病気になる前には，ただ普通に，大学を卒業したら仕事をがんばって，いつか結婚して家庭をもって，子どもを育てて……そんなささやかな幸せに溢れた未来を待っていただけなのに……どうしてそんな小さな願いさえ奪われないといけないの……」と涙されることもありました．なぜ自分だけが……という答えのない問いに向き合うBさんの思いを受け止め，また苦しい胸の内を話してくれたことには必ず，「話してくれてありがとうございました」と感謝の思いを伝えました．双方向のコミュニケーションを続け，Bさんとの間にあるケアリングの関係を深めていきました．Bさんは以前のようにいらいらした態度ではなく，言葉で気持ちを伝えるようになっていきました．

❻ **相手を中心とした問題解決と患者（相手）をケアリングするための知識を用いる．**

　看護師は，Bさんのご家族のこともとても気がかりでした．面会に来られるお母さんはいつも表情が固く，「代われるものなら代わってあげたい」「私がこんなふうに産んでしまったから……」とご自身を責める発言が続いていました．Bさん自身もどこかお母さんに遠慮しているような様子があり，当初のとても仲がよく温かい家族の雰囲気がなくなっていきました．Bさんの残された時間をどう過ごすのかは，Bさん自身の問題でもあり，ご家族の問題

でもあります．看護師はもし，ご家族との間にやり残しの課題があれば，それを達成できるための時間はそう猶予がないことを知り，Bさん自身がどう思っているか，聞いてみることにしました．そして，これまでケアリングの関係を築いてきたからこそ，Bさんならきっと自分とご家族との問題にも向き合っていけるのではないかと感じていました．

❼ **ともに作り上げるケアリングの関係性は，患者（相手）と自分に対して，知識，成長，エンパワーメント，ヒーリングプロセス，可能性を促進させる．**

　Bさんは，「看護師さん，私がいなくなった後，母はどうなると思う？　多分，自分を責め続けるよね．私ね，本当は母に『もう自分を責めないでいいよ，人より少し短い人生だったけど産んでくれたことに感謝している』って伝えたい」と話されました．Bさんには，これまで自分を育ててくれた両親に感謝とお別れの言葉を伝えたいという気持ちが生まれていました．Bさんの病状は急速に進行していましたが，ある時からBさんは，ご自身のつらさを越えて，周囲の人への感謝や存在の意味に向き合っていました．ケアリングのプロセスを通してかかわりを続けてきましたが，Bさんの内面の成長に看護師はただ感動していました．

❽ **ケアリング関係を促進することで，患者が自らの全体性を強化し，癒しを生み出す．**

　看護師は，Bさんがご両親に，「存在は亡くなっても関係は続く」ことを伝えるための支援をしたいと感じました．Bさんは小さい頃から，ずっと大切に育てられたことを実感していました．自分にとって両親はかけがえのない存在であること，それと，同じように両親にとって自分も唯一無二の大切な存在であることに気づきました．看護師が，苦しい時間に寄り添い，Bさんの思いを聴き，Bさんが大切な存在であることを言葉と態度で伝え続けたことで，Bさんは自分の存在価値を認めることができました．

❾ **患者が自身のために明らかにしたニードを満たすための援助ができる．**

　看護師は，Bさんの思いをご両親，妹に伝えるための場をセッティングし，その時のためにしっかり痛みを取り除く支援を行いました．Bさんは両親に感謝の手紙を書き，その手紙の最後は，「産んでくれて，育ててくれてありがとう．私がいなくなった後もどうか，忘れないでください．先に逝って待っています」と締めくくられました．Bさんの母は，「忘れるわけがないじゃないの．この23年間，私がどれだけ幸せだったか……あなたを初めて抱いた日の感動から，初めてつかまり立ちした日のこと，大きすぎるランドセルを背負った姿，授業参観日，テニスの全国大会，運動会，卒業式……切りがないけど，何度も何度も，その笑顔を思い出すだけで幸せな気持ちになれる．これからもずっと変わらないから」と泣きながら抱きしめてくれたそうです．Bさんが何より行いたかったニードを満たし，その時のことを話すBさんの笑顔はとても晴れやかで優しく清々しく，年齢を超えて成長していくかのようでした．

❿ **自身と他者の間に起きる奇跡に備える．**

　その後，Bさんの病態は日ごとに悪くなっていき，活動量，食事量も低下してきました．酸素投与が必要になり，鎮痛薬の量も増え，しっかり覚醒しているとはいえない日々を迎えたある日，こんなふうに自分のことを話しました．「私ね，病気がわかってからずっとずっと

苦しかった．同じくらいの年の人たちは恋愛や仕事に夢中で，明日はもう自分には来ないかもしれないなんて考えもしないのに，どうして私だけ，こんなに苦しい思いをしなきゃいけないのって．でもね，苦しいのは私ががんばっているからだって，逃げずに病気と向き合ってがんばっているからこそ苦しいんだから，苦しくてもいいって思えたの」その言葉は，ご家族に見守られ，静かに息を引き取るその日まで，Bさんの生き切る姿をみつめ続けてきた看護師の心に突き刺さりました．看護師とBさんがともにケアリングのプロセスを歩むなかで，Bさんは，一度失いかけた力を取り戻し，苦難のなかでも人間は成長することを教えてくれました．

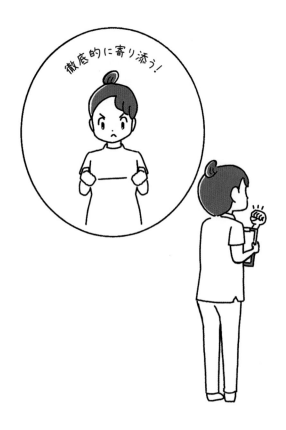

事例分析を終えて

　この章では，ケアリング理論を用いて，予後不良といわれた患者さんと看護師の関係がどのように発展してきたかを分析しました．ワトソンのケアリング理論は看護師のあり様とケアリングの意味を考察するための理論です．ケアリングを通して，看護師は，Ｂさんの病気そのものを治すこと（キュア）はできない状況でも，ケアはできるということを実感しました．

　この事例のなかで重要なことの１つに，看護師は単に思いやりの心をもって接しただけではなく，看護師として病状を予測して時期を逃さないようなかかわりや，Ｂさんの痛みを緩和するための具体的な行為を行っています．患者への深い尊敬，共感の気持ちを抱いていますが，その感情だけを根拠にしているのではありません．一時的な感情を超えたところにケアリングは存在し，患者のニーズを見極め，それに応えるために，自分は何をすべきかを考えています．ケアリングとは，ガイドラインやエビデンスを否定するものではなく，それらを用いた行為を裏づける哲学です．

　さらに，ワトソンのケアリング理論は，次に何をするのか，その行動を示唆するものではありません．たとえば，カリタスリテラシー[1]）をみて，「その人にとって役立つ存在になろう」と行動するというものではありません．むしろ，その逆に，臨床のなかで看護師が無意識的に行っている数々の行為に，どんな意味があるのかを考察するための理論であるといえます．看護師が自らの心温まる言葉，親切さ，患者への気遣いを過小評価せずに，それらがいかに患者の健康に寄与するか，自信をもって欲しいと思います．

理論のひとかけら

　今回，ワトソンの理論を用いて事例を分析しましたが，ケアリングは他の理論家も提案しています．

　文化ケア理論を構築したレイニンガーは，さまざまな国籍の子どもたちが，それぞれの文化的背景のなかで，遊び，食事，睡眠などのニーズをもつことに着目し，文化的背景と人の健康の関連について研究を続けました．そして人の健康にはケアが不可欠であり，患者さんの置かれた文脈や背景，信念や価値などを理解することで，ケアが可能になると考えました．

　また，パトリシア・ベナーは看護師という職業の意味や価値，臨床の実践知を言語化し続けている研究者ですが，ケアリングは気遣いであり，「人が何らかの出来事や他者，あるいは計画や物事を大事に思うことである」とし，ケアリングこそが看護実践のよりどころであるとしています．

　哲学者であるミルトン・メイヤロフはその著書『ケアの本質』のなかで，「一人の人格をケアするとは，最も深い意味でその人が成長すること，自己実現することを助けることである」と，ケアを提供する側の成長について述べています．

　一方で，価値の多様性といわれる現代社会で，自分とは異なる患者さんの価値観や置かれた文脈を本当に理解できるのか，あるいは多忙で煩雑な業務のなかでケアリングの実践は現実的なのかなど，「ケアリングは理想論だ」という指摘があることも事実です．確かにケアリングは抽象的な概念で，具体的な行動指針ではなく，「どうあるべきか」という点が強調されます．しかし，単なる感情のあり方を述べているわけでもなく，医療の科学的側面を否定しているわけでもありません．もし，ある患者が科学的エビデンスに反する看護実践を求めた場合に，自分の看護師としての信念に目をつぶり相手に合わせるのがケアリングではないのです．また，時間をかければ，ケアリングできるわけではなく，相手を心から大切に思う気持ちを行動・態度としてどう示すかは，最終的には，一人ひとりの看護師の裁量と責任にゆだねられているといえます．

引用文献

1) Jean W：ADDENDA Ⅲ Draft of Working Document on Caritas Literacy ICC project CARITAS LITERACY Nursing：The Philosophy and Science of Caring, Revised Edition, University Press of Colorado, 2008

参考文献

1) Jean W：Watson Caring Science Institute 2021
   https://www.watsoncaringscience.org/（2021 年 2 月 21 日閲覧）
2) Jean W：Nursing：The Philosophy and Science of Caring, Revised Edition University Press of Colorado, 2008
3) Jean W：ワトソン看護論　ヒューマンケアリングの科学（稲岡文昭ほか訳），第 2 版，医学書院，2014
4) Ruth MN：第 11 章ジーン・ワトソン：ケアリングの哲学と科学（野嶋佐由美訳），看護理論家とその業績（都留伸子監訳），第 3 版，p152-171，医学書院，2004
5) 西田絵美：看護における〈ケアリング〉の基底原理への視座：〈ケアリング〉とは何か．日看倫理会誌 **10**（1）：8-15，2018

一人ひとりの看護師の裁量と責任に
ゆだねられている

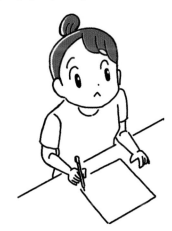

3

セルフケア理論（糖尿病患者の場合）

▼

事例 **血糖コントロールがうまくできないCさん**

■Cさん，男性56歳，会社員（管理職）家族は妻（53歳），長男（26歳），長女（22歳）．現在県外に単身赴任中で一人暮らし．

■糖尿病歴：5年前に会社の健診で高血糖を指摘され，近医受診し糖尿病と診断された．

■Cさんの言動：

外来受診を開始．内服治療でHbA1c 6～7％台でコントロールされてきたが，2年前より徐々にHbA1c値が上昇し，8％代となっている．医師は「このままだと合併症が出るから」と伝え，インスリン導入の検討も含め，入院をすすめるが，Cさんは仕事を理由に「入院は無理なんです．自分でがんばります」といって聞く耳をもたない．Cさんは診察が終わると急いで帰ってしまうため，看護師もCさんに壁を感じ，話しづらい印象をもっていた．

● **多様なセルフケアのとらえ方**

Cさんをどんな人だとイメージしますか？　皆さんならどんなかかわりをしますか？

その前に，皆さんは「セルフケア」にどんなイメージをもっておられますか？　「セルフケア self-care」は日常でも使用される言葉となっていますので，人によってそれぞれイメージしているものに差がある言葉でもあります．

以下のような例を挙げてみましたが，どれがいちばん自分のイメージしている「セルフケア」に近いでしょうか？

・健康のために専門家の助けを借りずに，民間療法など自分で行う活動

・健康のために医師などの専門家の指示に従って行う活動

・食事や排せつなどの日常生活動作を意味し，それがどの程度自身で自立して行えているかどうか

・家族や専門家の支援を受けつつも，本人の判断や意思決定も含めて本人が自分のために自分の意思で行う活動

どれが正解ということではないですが，こうして並べてみるといろいろな意味合いでセルフケアという言葉が使用されていることがわかると思います．どんなセルフケアをイメージしているかによって，Cさんのセルフケアの見え方も変わってくると思います．

ここでは，オレムの定義に沿って考えていきます．ご自身がイメージしていた「セルフケア」との違いがどこにあるか，照らし合わせてみるとオレムの定義の特徴がつかみやすいと思います．

セルフケア理論の紹介

　ドロセア・E・オレムはセルフケアを中心概念とした看護理論を構築しました．この理論は，**図1**のようにセルフケア理論，セルフケア不足理論，看護システム理論の3つで構成されています．ここでは，セルフケア理論の中心となる「セルフケア」の定義を紹介した後，セルフケア不足理論を中心にCさんの事例に照らし合わせながら説明します．

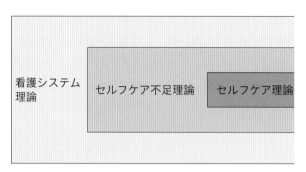

図1　オレムのセルフケア理論の構成

（文献1，p.133より引用）

❶ セルフケア理論

①オレムの「セルフケア」の定義

　オレムは，「セルフケアとは，個人が生命，健康および安寧を維持するために自分自身で開始し，遂行する諸活動の実践である．」と述べています[1],p.42．

　セルフケアの目的は「生命，健康および，安寧」のためと書かれています．最初に示したセルフケアの例では，健康のために行うものとするものが多かったですが，オレムは，生命や健康のためだけでなく，その人にとって安寧（well-being）のために行うものもセルフケアと位置付けています．安寧は，「満足感・喜び・幸福感などの経験ならびに深い精神的経験，自己の理想達成への歩み，持続的な人間発達などを含む人間の実存の意識された状態」[1],p.473と説明されています．たとえば，家族のために仕事に励むこと，自分の好きな趣味を楽しむこと，は本人にとっての満足感・喜びを味わえる経験であったり，自身の成長にもつながることでもあったりするので，これは，その人にとっての安寧（well-being）につながる活動といえます．こうした活動もオレムはセルフケアであるといっています．

②Cさんのセルフケアについて考える

　CさんはHbA1cが高く，血糖をいい状態にコントロールすることはできていないのかもしれないですが，「セルフケアできていない」と決めつけるのは適切ではありません．単身赴任で仕事をし，家族を支え社会的役割を果たすことも，Cさんにとっての安寧（well-being）につながる大事な活動です．これもオレムのいう「セルフケア」であるといえます．

　だからといって，血糖コントロール状態が悪い状態でよいということではありません．C

さんにとっての安寧（well-being）も大事にしつつ，糖尿病とうまく付き合っていけるセルフケアを実行できるよう支援することが看護師の重要な役割です．

　医療者は「セルフケアできている」「セルフケアできていない」と簡単にいってしまいがちですが，オレムのセルフケアの定義から考えると，うまくいっていることもあれば，いかないこともある，でも，人はさまざまなセルフケアを行いながら，日々生きている存在であるという見方ができると思います．そうすると，Ｃさんについても，健康や安寧のためにＣさんがどんなセルフケアを行っているのか，いろいろ知りたくなりませんか？

　オレムのセルフケアの定義では「自分自身で開始し，遂行する」と表現されています．オレムは，「セルフケアとは行為であり，行為を方向づける諸原則により導き出された自発的行動である」とも述べています．少し固い表現ですが，何を行っているかというセルフケアの行動だけでなく，その人のセルフケアを行ううえでの思いや意図，意思決定など，その人の思考プロセスも含めた活動としてセルフケアをとらえ，その人の自発性や主体性をオレムが重視していることがわかります．

　私たちが健康によいとする治療法を押しつけるのではなく，その人が病気をもちながらもどう生きていきたいか，どうありたいかにそって支援していくのが，看護なので，思考プロセスも含めた活動としてセルフケアをとらえることは重要です．

　Ｃさんの事例ではどうでしょうか？　5年前に診断されてから外来受診は続けているようですが，どんな思いや意思決定をして続けるにいたったのでしょうか？　血糖コントロールは悪いかもしれませんが，仕事をしながら外来受診を続けることも，そう簡単なことではありません．そう考えると，単身赴任がいつからなのかも気になりますね．家族と暮らしていた時から受診をしていたとしたら，単身赴任後も受診を続けられるような調整を自身で行った可能性もあります．けれども，「仕事が理由で入院を断った」と聞くと，「病気に対する危機感が薄い」と勝手に決めつけていませんか？　糖尿病をもちながらもその人らしく生きることを支援するためには，オレムは，うまくいっているところもあれば，いっていないところもあるのがセルフケアなのだから，Ｃさんがどんな思いでセルフケアを行ってきたのか，Ｃさんの思いや気持ち，考えも含めて，セルフケアを把握する必要があると私たちに教えてくれています．

　オレムは，セルフケアを「生命と機能および人間的環境での成長と発達にとって不可欠な1つの人間としての調整機能である[1],p.124」「意図的行為を特徴とする人間の努力であり，学習された行動である．セルフケアは，個人が自らの内的機能と発達を調整するために内的・外的要因に影響を及ぼすことにより，自分自身をケアする行為に携わる時にうみ出される[1],p.236」とも説明しています．

❷ セルフケア不足理論

①セルフケア不足とは？

　オレムは，セルフケア能力がセルフケア・デマンドを充足するのに必要な能力を下回る時，あるいは，将来の不足関係が見込まれる時に看護が合法的なサービスとなると述べています[1),p.138]．図2のA＜Bの関係の時です．図2に示されている言葉を簡単に説明します．

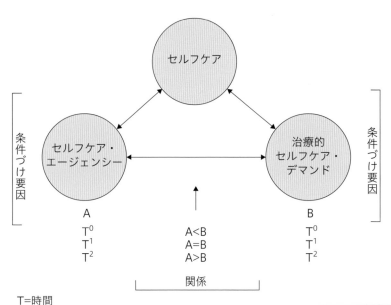

T＝時間

図2　治療的セルフケア・デマンドにかかわるセルフケアの適切性の評価は，時の経過とともに変化する

(文献1，p.237 より引用)

　治療的セルフケア・デマンドは，「現在の条件と治療のもとで明らかになった個人のセルフケア要件のすべてを，特定の時点であるいは，特定の期間にわたって充足するために必要とされるケアの方策の総和[1),p.148]」と説明されています．その人にとって必要となるセルフケアで，表1（セルフケア要件）に示すような視点から患者の状態をアセスメントし，治療的セルフケア・デマンドを明らかにします．

　セルフケア・エージェンシーは，「成熟した人および成熟しつつある人が，自分自身の人間としての機能と発達を調整するために必要な意図的・目的行動に対する自らの持続的要求を知り，充足する複合的・後天的な能力」[1),p.479]と説明されています．その人がもっている，あるいはその人に潜在しているセルフケアをするための能力・力ということです．

表1　セルフケア要件

■普遍的セルフケア要件：すべての人間に共通にみられるもので，年齢，発達段階，環境，およびその他の要因によって変化する．
　・十分な空気摂取の維持
　・十分な水分摂取の維持
　・十分な栄養摂取の維持
　・排泄過程と排泄物に関するケアの提供
　・活動と休息のバランスの維持
　・孤独と社会的相互作用のバランスの維持
　・人間の生命，機能，安寧に対する危険の予防
　・人間の潜在能力，既知の能力制限，および正常でありたいという欲求に応じた，社会集団のなかでの人間の機能と発達の促進
■発達的セルフケア要件：成長・発達過程を促進する条件を形成し，維持するために必要となる．
■健康逸脱に対するセルフケア要件：遺伝的・体質的欠損や構造的・機能的逸脱とその影響，および医学的診断や治療とその影響に関連して必要となる．

（文献1，p.45-46，p.209-225より引用）

②Cさんのセルフケア不足はどう判断する？

　Cさんの事例で考えてみましょう．治療的セルフケア・デマンドは，たとえば，健康逸脱に対するセルフケア要件として，糖尿病で血糖コントロールが悪い状況が該当し，Cさんの場合では，血糖コントロールを改善するための，食事療法や運動療法，状況によってはインスリン療法を取り入れるといったことが治療的セルフケア・デマンドとなります．

　さて，それでは，治療的セルフケア・デマンドが実行できておらず，血糖コントロールの悪化が続いているCさんを「セルフケア不足」であると判断してよいでしょうか？

　図1をもう1度みてください．セルフケア不足を判断するのは，セルフケア・エージェンシーと治療的セルフケア・デマンドとの関係です．すべきことができているかどうかで「セルフケア不足」を判断するとは書かれていません．セルフケア・エージェンシーとしてどのような力をもっているのか，どの力を補えば，実行できるようになるのか，また，その人のセルフケア能力の強みや長所はどこにあるのか，といった視点からセルフケア能力を評価し，治療的セルフケア・デマンドとの関係で，どんな支援を行うべきかを考えるようにとオレムは教えてくれています．

　人は操り人形ではないので，私たちは患者さんの行動を直接変えることはできません．その人が必要性を理解し，納得して，自分で意思決定して，よりよい行動に変更できるよう支援するのが私たちの役割です．すべき行動ができているかどうか，だけで「セルフケア不足」を判断していては，その人に合った支援ができません．その人がもっているセルフケア能力を多角的に把握することが支援の手がかりになります．

　セルフケア要件と照らして，治療的セルフケア・デマンドを明確にすることは重要ですが，その人のセルフケア能力すなわちセルフケア・エージェンシーと照らし合わせてその人にあった支援の方向性を考えることこそがオレムの看護理論の真骨頂です．

③セルフケア・エージェンシーの構造

　それでは，オレムのいうセルフケア・エージェンシーについてもう少し詳しくみていきたいと思います．オレムはセルフケア・エージェンシーの3つの構造を提示しています（**図2**）．

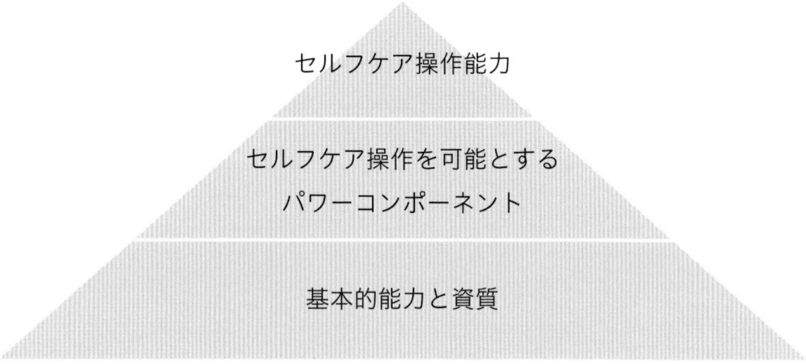

図2　セルフケア・エージェンシーの実質的構造

（文献2，をもとに著者作成）

　セルフケア操作能力は，評価的操作（セルフケアに重要な自己と環境の条件と因子を調査する），移行的操作（セルフケアについて判断し，意思決定する），生産的操作（セルフケアのための行為を遂行する）の3つで説明されています．「自身の状況を把握する」，「必要なセルフケアを知る」「セルフケアについて判断し，意思決定する」「セルフケア要件を充足するための行為を遂行する」といったセルフケアの実行にいたるまでのプロセスを明確化したもので，主体的で自律的なセルフケアとなるよう支援するためにその人がどのように自分の状況をとらえているのか，どんな判断基準で自分の状況を評価しているのかを知り，支援していくために重要な視点です．

　パワーコンポーネントはセルフケア操作を可能にするための能力で，「重要な内的・外的条件と要因に注意を払い，そして必要な用心を向ける能力」など10項目が示されています[1),p.244]．

　基本的能力と資質はセルフケア・エージェンシーの基礎となる能力で，**表2**[1),p.243] のような内容が示されています．

　ここでは1つひとつを説明しませんが，それぞれ**表**をみるといかにオレムが多角的な視点でその人のセルフケア能力をとらえようとしているかがわかると思います．これらと治療的セルフケア・デマンドを照らし合わせて，セルフケア不足がどこになるのか，どこを補う必要があるのか，を検討していくという考え方です．

セルフケア理論を使った事例分析

❶ パワーコンポーネントの視点を活用してみる

　Cさんは外来通院中の方です．いまの時点では，詳しく治療的セルフケア・デマンドやセルフケア・エージェンシーを把握することはできません．実際の場面ではこんな状況で患者とかかわらなければならないことも多々あると思います．だからといってオレムの理論が活用できないわけではありません．援助しながら把握したことをそれぞれの視点でアセスメントして援助につなげていくことも可能です．

　ここでは，外来でのCさんと看護師のかかわりをふりかえりながら，Cさんのパワーコンポーネントの視点を活用して，Cさんのセルフケア能力をアセスメントしていきたいと思います．

外来での看護師とのかかわり	看護師の思い・気持ち
②看護師：Cさん，診察お疲れさまでした．診察どうでしたか？ ③Cさん：うん．また，HbA1cが9.1％だった．自分でもびっくりしたよ．こんなに上がってるなんて…．また，先生から入院すすめられた．インスリンも考えた方がいいって……． ⑤看護師：そうですか．体調はいかがですか？ ⑥Cさん：風邪ひいたり，どこかが痛いとかそんなことはないけど，忙しくて，睡眠も十分とれないから，いつも身体がだるい． ⑧看護師：そうなんですね．大変ですね．寝るのも遅いんですねえ？ ⑨Cさん：うんそれもあるんだけど，トイレで2回くらいは目がさめる．歳かな． ⑪看護師：年齢的なものもあるかもしれないけれど，血糖値が高いせいかもしれないですねえ．喉が渇いたりはどうですか？ ⑫Cさん：ああ，そういえば，喉は乾くね．とくに食事の後に．お水は飲むけれど，でも甘い飲み物は飲んでないよ．血糖上がるでしょ． ⑭看護師：甘い飲み物は飲まないって努力されているんですね．とても大事です．血糖値が高くなると身体が水分	①HbA1cが悪いのはきっとCさんがいちばんよくわかってるだろうし……．なんて言おう……．とにかく声をかけてみよう． ④ご自身でもやっぱり自覚されている．医師から言われたことも私に伝えてくれていて話すのも嫌そうじゃないなあ．血糖の話がいきなりだとさらに追い込んでしまうかもしれないので，血糖の上昇による影響も含め，体調について聞いてみよう． ⑦睡眠不足で倦怠感かあ．仕事が忙しいなかでしんどいだろうなあ． ⑩仕事のせいだけでなく，夜間尿．倦怠感も夜間尿も血糖との関係はあまりご存じないのかも……．いまつらい症状（不眠）の原因には関心を示しておられるので，血糖の話になるけれど，それについては説明してみてもいいかな． ⑬「そういえば」だけど，自分の症状にちゃんと自覚されているし，食後っていうのもわかっておられる！そして，血糖を上げ

を欲するので，夜間のトイレはそのせいもあるかもしれません．しっかり血糖を下げて，眠れるようになると身体ももう少し楽になるかも．

⑮Cさん：そうなんだ．血糖値と睡眠がそんなふうに関係するんだね．血糖値を下げないといけないっていうのはわかってるけど．でも，インスリンは……．

⑰看護師：そうですよね．そう思って，この数ヵ月Cさんなりに努力してこられたんですよね．

⑱Cさん：うん．だけどやっぱり仕事が忙しくて，食べる時間が遅くなったり，仕事の合間におなかが空いて，ついお菓子も食べてしまう．

⑳看護師：そうですか……．

㉑Cさん：自分が悪いんですよね．意志が弱いから．

㉓看護師：そんなことないですよ．Cさんなりに努力されていたのよくわかります．Cさんのすい臓もがんばって，インスリン出して，血糖値を下げようとしているです．でも，だんだんがんばりが効かなくなって，疲れているんだと思うんです．少し注射でインスリンを補ってあげると，すい臓も少し休めるんだけど……．

㉔Cさん：インスリンですい臓が休めるの？

㉖看護師：そうなんです．人によっては，入院してインスリン治療を開始して，血糖値を下げて，すい臓を少し休ませてあげると，その後，血糖コントロールが保てて，インスリン注射しないで退院できる人もいますよ．

㉗Cさん：えっインスリン注射って始めたら一生やめられないのかと思ってた．

㉙看護師：絶対とは言えなんですけれど．これ以上悪くなってすい臓が疲れ果ててしまう前に，インスリン注射での治療を開始できればその可能性は高くなります．Cさんにとって，いまがそのタイミングだと思うのですが．

㉚Cさん：なるほどねえ．そういうことか．今がタイミングね……．

ないように糖分の入っているものは控えておられる！

⑯血糖と夜間尿の関係は伝わった感じ．血糖値が高くてよくないのは本人もやはり重々わかってるけどインスリンに抵抗があるんだよね．ご本人なりには努力もされている．

⑲うまくいかないところも率直に話してくださっている．でも，いまそれの改善策を練るより，本当にがんばっておられたのだと思うので，Cさんのつらい気持ちを受け止めよう．

㉒努力してても結果に表れないと自分を責めたくなるよね．でもCさんの努力が足りないせいではないかもしれないこと，わかってもらいたいなあ．

㉕あ，インスリンの話したけど，嫌そうじゃないなあ．もう少し説明してみよう．

㉘やっぱりそんなふうな誤解もあったのかあ．医師からも説明はあったと思うけど，払拭はなかなかできないんだろうなあ．もう少し説明してみよう．

㉛納得してもらえたかな．

①外来でのCさんと看護師のかかわり

　看護師は，いきなりインスリンや入院の必要性を説得するのではなく，Cさんのつらさがいまどこにあるのかを知ろうとすることからかかわりを始めたことで，患者の関心（気がかりや心配）を把握できています．それに沿って話をすすめたことが，結果的にCさん自身の状況と治療の必要性を結び付けて理解してもらうことにつながったようです．

②C さんのセルフケア能力について考える

　セルフケア・エージェンシーのパワーコンポーネントと照らし合わせながら C さんのセルフケア能力について表にして考えてみましょう（**表2**）.

　10 のパワー構成要素と照らし合わせてみると，看護師との短いかかわりの場面ですが，C さんのセルフケア・エージェンシーを多角的にとらえることができます.

表2　パワーコンポーネントの視点から考えられる，C さんのセルフケア能力

パワー構成要素	C さんのセルフケア能力
1. セルフケア・エージェントとしての自己，およびセルフケアにとって重要な内的・外的条件と要因に注意を払い，そして必要な用心を向ける能力	「HbA1c が 9.1% だった. 自分でもびっくりしたよ. こんなに上がってるなんて…」と 9% 台がよくないことが自覚できていた. それを驚きとして受け止めている. 口渇も日頃どれだけ注意を向けられているか現時点ではわからないが，聞かれれば「食後にある」と自覚できている. 日頃の生活のなかでの用心の向け方については把握する必要があるが，糖尿病や HbA1c に注意を払おうとしている状況がわかる.
2. セルフケア操作の開始と継続に必要なだけの身体的エネルギーの利用とコントロール	仕事が多忙であり，また，睡眠不足や倦怠感があるなかでは，セルフケアに取り組むための身体的エネルギーが不足している可能性もある. 夜遅く疲れ切って帰ったら，糖尿病のことを考える余裕なんてないのかもしれない.
3. セルフケア操作を開始し遂行するのに必要な運動を実施するにあたって，身体および身体部分の位置をコントロールする能力	運動機能の障害はみられず，年齢的にも，食事療法，運動療法，インスリン注射手技を実施できる運動機能は有している.
4. セルフケアの枠組みのなかで推論する能力	血糖値の上昇を遅い時間の夕食，間食と結びつけて考えており，それらが血糖値上昇の原因となることを理解していることがわかる. しかし，血糖値が上昇する原因はほかにも考えられ，妥当な推論ができているかどうかは現時点では不明. ただ，仕事で管理職の役割を果たしており，また，今回のかかわりの反応からも理解力は良好と推察されるため，自身の日常生活のなかで妥当な推論できる力を高めることができれば，生活に合わせた糖尿病のためのよりよいセルフケアが可能となるのではないか.

5. 動機づけ（すなわち，生命，健康，および安寧に対してセルフケアがもつ特徴と意味に合致したセルフケアへの目標指向性）	「血糖値を下げないといけないっていうのはわかってるけど」との発言や自分なりの努力もしていることから，血糖の改善が必要な状況であることは理解しており，何とかしたいという思いももっていると推察される．自分なりの努力によっても血糖改善につながっていないことから自責の念をもち，セルフケアに対する自己効力感も低下していると考えられる．
6. 自己のケアについて意思決定し，それらの決定を実施する能力	多忙であることもあり，インスリン注射の導入や入院には踏み出せない状況である．しかし，看護師とのかかわりのなかで，自覚症状と血糖値の関連や，自分にとってのインスリンの必要性が理解でき，いまがインスリン導入の「タイミング」であることも納得できた様子がみられる．仕事や家庭も含め，自己のケアについて，Cさんなりのよりよい目標設定，意思決定ができるよう支援が必要である．
7. セルフケアについての技術的知識を権威ある資源から獲得し，それを記憶し，実施する能力	これまでは「聞く耳をもたない」状況だったようだが，今回の看護師のかかわりでは，自身の思いや気がかりを率直に話し，わからないことも質問でき，看護師の説明も理解できている様子であり，知識・技術を獲得していける能力をもち合わせていると推察される．しかし，これまでのかかわりでは「聞く耳をもたない」状況だったことから，自己効力感も低下しているなかで，一方的に必要性を説くようなかかわりではもてる力を発揮できない可能性もある．
8. セルフケア操作の遂行に適した，認知技能，知覚技能，用手的技能，コミュニケーション技能，および対人関係技能のレパートリー	糖尿病のためのセルフケアの手技習得できる力はもち合わせていると推察されるが，生活状況に適応できるレパートリーは広げる必要がある．現在単身赴任中であり糖尿病のためのセルフケアを実施するうえでのサポートを得づらい状況も推察されるので，周りとの関係性，コミュニケーションの状況も把握していく必要がある．
9. セルフケアの調整的目標の最終的達成に向けて，個別的なセルフケア行為あるいは行為システムを，先行の行為および後続の行為と関係づける能力	看護師の説明により，自覚症状と血糖値の関連や，自分のすい臓の状態が少し理解できている．これから先のCさんの決断（目標設定）をふまえて，生活状況や治療との関連などについて，生活をふりかえりながら，理解を深めることによって，以前の行動と血糖値の関係を考えられたり，行動の結果を予測したりすることが可能な能力を有していると推察される．
10. セルフケア操作を，個人，家族，およびコミュニティの生活の相応する側面に統合し，一貫して実施する能力	多忙な仕事をこなし，家族を支える生活のなかで，糖尿病のためのセルフケアを行うことが難しい状況がある．これから先のCさんの決断をふまえて，Cさんにとって仕事や家庭での役割も含めたよりよいセルフケアが遂行できるようCさんのセルフケア能力を活かして支援する必要がある．

事例分析を終えて

▶ 今後の看護援助について考える

　前述したとおり，オレムの理論では，このようにアセスメントしたセルフケア・エージェンシーと治療的セルフケア・デマンドと照らし合わせて，過不足を判断し，看護援助の必要性を検討します．**表1**のセルフケア要件の視点を活用して，必要なセルフケアを幅広く・多角的にアセスメントし治療的セルフケア・デマンドを明らかにします．ここでは，Cさんの治療的セルフケア・デマンドとして，血糖コントロールのため食事療法，運動療法，および糖毒性解除のためのインスリン治療だけに着目して，セルフケア・エージェンシーのパワーコンポーネントと照らし合わせた援助の必要性を検討します．

❶ パワー構成要素1
　血糖の悪化がみられ，入院やインスリン導入を拒み，頑なな印象さえあったCさんですが，かかわってみると自分の身体に用心を向けようとしている状況がわかります．まったくどうでもいいと思っているのなら忙しい仕事の合間をぬって外来通院はしないはずです．Cさんにかかわった看護師のように，Cさんに批判的な目を向けず，患者の努力や思いをくみとろうとする姿勢でかかわると，患者の発言からさまざまな患者のセルフケア能力がみえてきます．

❷ パワー構成要素2
　糖尿病は重篤な病状ではないですが，多忙さや倦怠感がセルフケアをするためのエネルギーを奪っている可能性もあることがみえてきます．このような視点からもセルフケアを長期間継続することの困難さを私たち看護師が推察しながらかかわることは患者—看護師間の信頼にもつながるでしょう．また，Cさんが不眠や倦怠感をまず口にしたことからもこれはCさんが何とかしたいと思っていることだと考えられるので，血糖改善とは関係ないと放置せず，少しでもこれらが改善される方策を考えることは今後も重要といえます．

❸ パワー構成要素5，6
　主体的なセルフケアを実施するために重要な能力です．まだ，Cさんは血糖を改善するだけのセルフケアの実行にはいたっていませんが，だからといってまったくセルフケアを実施する動機がないわけではありません．糖尿病のためのセルフケアは長期間継続する必要があるので，その動機を継続して維持することは難しいことです．Cさんは入院やインスリン導入への意思決定にはいたっていない状況ですが，パワー構成要素5，6でCさんの状況をとらえなおすことで，看護師とのかかわりのなかでの自分の身体の状況とインスリン治療の関係が理解できるなど，意思決定につながる変化もみえてきます．Cさん自身にとっての必要性はある程度納得してもらえたようなので，さらに意思決定に向けての支援としては，ほかに気がかりなことはないか，入院やインスリン治療が拒む理由は何か，もう少し聞いてみる

必要があるでしょう．自分にとっての必要性がわかったとしても，すぐに入院やインスリン治療が決断できるわけではありません．仕事を休まなければならない心配などほかの問題も検討していく必要があります．

❹ **パワー構成要素7**

Cさんの糖尿病のセルフケアを行うための知識がどの程度かはまだはっきりしませんが，**表2**で説明したように獲得できる力をもっていることがわかります．しかし，それまで「聞く耳をもたなかった」ことを考えると，かかわり方によってはその力が発揮できない可能性もあります．Cさんは自身で考えられる力をもっている方ではないかと推察されるので，一方的に知識を提供する形より，Cさんにかかわった看護師のかかわりのように対話のなかでCさんの疑問に答える形で知識を提供する方が，Cさんがもてる力を発揮できるかかわりになるのではないかと考えます．

❺ **パワー構成要素8**

糖尿病のためのセルフケアでは，食事や運動の方法，SMBGやインスリン注射の方法といった手技や技能をアセスメントするための視点です．Cさんはこれらを必要に応じて習得できる力をもっていると推察できます．ただ，Cさんの多忙な生活を考えると，日々変化する生活のなかでセルフケアに取り組むには，状況に応じて方法を選択できる「レパートリー」を増やすという視点も重要といえます．さらに，この要素に含まれるコミュニケーション技能，および対人関係技能はCさんが単身赴任で仕事をしながらセルフケアを実行するためには重要な技能かもしれません．Cさんがこれから単身赴任で仕事をしながら，自分らしくセルフケアしていくためには，こうした側面での支援を今後検討していくことが必要といえます．

❻ **パワー構成要素1，4，9**

自分で状況を把握し，判断し，決定していくというプロセスをふみながら，自分自身でセルフケアを行っていくための能力です．看護師との短いかかわりのなかでもCさんの状況把握の視点や判断の根拠，原因結果の関連付け方などをとらえることができます．「だけどやっぱり仕事が忙しくて，食べる時間が遅くなったり，仕事の合間におなかが空いて，ついお菓子も食べてしまう……」と話しています．食べる時間が遅くなること，また，仕事の合間に間食してしまうことがCさんはよくないという評価基準をもっていて，それが血糖の悪化の原因ととらえていることがわかります．その自己評価が適切かどうか，もう少し活動状況，食事摂取内容，食べ方，食べるタイミングなど生活状況を聞いてみないといまの段階では判断できません．それよりもインスリンの相対的不足が大きな原因だったのかもしれません．インスリン分泌量やインスリン抵抗性に関する検査結果もみる必要があります．Cさんの生活状況と私たちの専門的な判断とを照らし合わせながら，Cさんが自分の生活状況を何で把握し，どんな評価基準がもてれば，自分の生活にあったよりよいセルフケアを工夫していけるのかを，Cさんの目指す目標に沿って検討していく支援が求められます．

⑦ パワー構成要素 10

　生命・健康だけでなく，安寧も目指し，Ｃさんにとっての大事な仕事と折り合いを付けながら，よりよいセルフケアを行えるよう支援することは看護師の重要な役割です．この要素の「……生活の相応する側面に統合し，一貫して実施する能力」というところに重みを感じます．それは一朝一夕に達成できるものではないですが，これからのＣさんとのかかわりのなかで，これまでＣさんが何を大切に生きてきて来られたのか，また，これからＣさんがどのように生きていきたいのか，を感じ取りながら，過去・現在・未来をつなぐ支援が求められます．

理論のひとかけら

　オレムは，セルフケア理論，セルフケア不足理論を基礎に，看護システム理論を構築しています．患者のセルフケア・エージェンシーと治療的セルフケア・デマンドの関係を査定し，明らかとなったセルフケア不足に対して，どう支援するか①全代償的システム，②一部代償的システム，③支持・教育的システムの３つで説明しています（**図 3**）．この３つのシステムは，一人の患者でも１つとは限らず，状況によっても変化するものです．３つのうちどのシステムに「あてはまるか」を分析することが重要なのではなく，患者のセルフケアを代行すべき場合と患者自身がセルフケアを遂行できるようになるための支援が必要な場合の見極めが重要だと教えてくれています．

　たとえば，自分でセルフケアを行うことができず，全代償的看護システムに該当する場合でも，オレムは「セルフケアについての判断や意思決定に参加し，運動を必要としないセルフケア行為なら遂行できることがある」[1],p.323と述べています．患者が歩行や手の運動を必要とする行為ができず，看護師がセルフケアの代行を行う場合でも，患者自身の意向を無視したり，心配事や関心事が退けられたり，ないがしろにされることがないよう注意を払い，患者のセルフケア能力が発揮できる支援が必要となります．

　３つのシステムのそれぞれの場合において，どんな支援が必要となるか，詳細に述べられているので，興味のある人はぜひ深めてください．

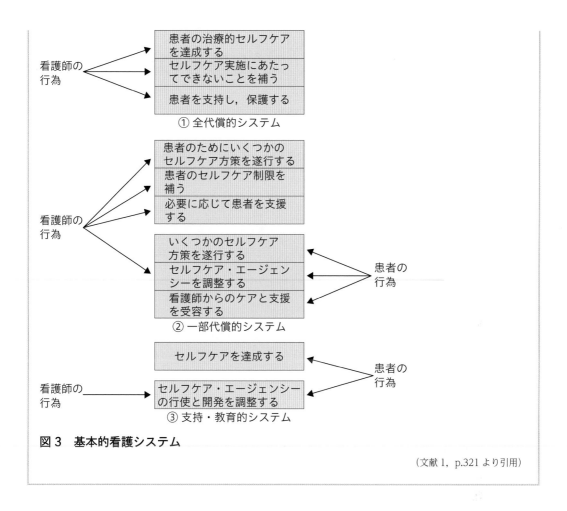

図3　基本的看護システム

（文献 1，p.321 より引用）

引用文献

1)　Dorothea EO：Nursing Concepts of Practice sixth edition オレム看護論　看護実践における基本概念（小野寺杜紀訳），第 4 版，医学書院，2005

2)　Gast HL et al：self-care agency：conceptualization and operationalizations：Adv Nurs Sci **12**（1）：26-38, 1989

4

セルフケア理論（がん患者の場合）

事例　夫への気遣いから治療継続中に感染症を併発した不全麻痺を有する高齢のDさん

■Dさん，女性70歳代前半，70歳代後半の夫と二人暮らし，一人息子は，結婚後，他府県に在住．

■診断名：乳がんステージⅣ，肝転移，骨転移　（既往歴：70歳時，脳梗塞）

■現病歴：半年前に乳がんの診断を受け，術前補助化学療法（2種類のレジメンを半年間かけて実施）が開始となった[1]．半年間の予定で化学療法を受けており，3ヵ月後に手術を受ける予定．

生活状況：脳梗塞による左上下肢不全麻痺が残存しているが，高次機能障害はなし．短距離であれば杖歩行で移動可能であり，入浴時や外出時等に夫の支援を受けADLはほぼ自立できている．現在は訪問看護も利用していない．Dさんと夫は息子に負担をかけずに自分たちでやっていきたいと考えている．

■Dさんの言動：

治療予定日の診察で尿路感染症状があり，当該日の治療が延期となった．看護師は，最近Dさんの活気が低下していたこと，また，その日はいつもと違い，お化粧もしておらず，さらに元気がないようにみえたので，話を聞いてみた．Dさんは症状について次のように話してくれた．

・いまの治療に変わってから体がすっきりしない感じが続いていたが，前回の治療後はつらい……．口内炎ができていて痛い．これまでは，夫に手伝ってもらって食事を作っていたけど，最近はつらくてできないので，夫がスーパーで買ってくる．おいしくないし，口内炎が痛い．食事が終わってすぐに洗面所に行こうとすると，"転ぶと大変だから"といって，夫が食事を中断してついてきてくれるから，歯磨きに行くことをためらう．

・脳梗塞をしてから，夜間に夫を起こしてトイレに行かなくていいように，寝る前には（水を）飲まない．がんの治療が始まる時，水をたくさん飲むように言われたので，はじめの頃は飲んでいたけど，夜中，トイレに行くのに何度も夫を起こすことが心配で，眠れなかった．膀胱炎の症状が起きてからは昼に水を飲むようにしているけど，夜は間に合わず，ほとんど尿取りパッドに出てしまう．夜は寝付けない．

・脳梗塞になった時はつらかったけど，夫に助けてもらって，自分もがんばって，いまは訪問看護師もなしで，夫と二人で生活できるようになった．夫と旅行もできるようになり，私なりに楽しく暮らしていた．最近は，からだがつらくて，動けないことが多くなっているから夫は私を置いて出かけることもできない．できるだけ夫に迷惑をかけたくない．

・今日の治療はしたかった．夫も残念がっている．この治療を乗り越えれば，また以前の生活を送れる．

💬 Dさんと夫の言動から看護師は何を思ったのか

　Dさんと夫に，いまの状況と困りごとを話してほしいと伝えたら，いろいろと話してくれました．それを聞いた看護師が感じたこと，考えたことを**表**に整理します

Dさんの言動	看護師の思考
「今の治療はつらい……」 「これまでは，夫に手伝ってもらって食事を作っていたけど，最近はしんどくてできないので，夫がスーパーで買ってくる．そういうものはおいしくないし，味が濃いからか口内炎が痛い」 「すぐに歯磨きをしたくても，夫が食事をしている時に洗面所に行こうとすると，"心配だから"とついてきてくれる．だから，歯磨きに行くことをためらってしまうし……いろいろ考えていると，さらに食べたくなくなる．前は一人で行けていたけど，いまは体力がないから夫が心配するのもわかる」 「勝手に何かをしていて，転んだりしたら，さらに迷惑をかけることにもなる」	・抗がん薬も長くなってきているので，体力が落ちているんだろうな．身体が不自由で，一人では買い物に行けないんだ．抗がん薬の副作用で足がしびれているのかな……*.口内炎が痛いうえ，おいしいと思わないなら，食べられなくても無理はない． ・Dさんをずっとサポートしてきた夫が，Dさんのことを心配するのはわかるけど，Dさんには負担のようだ．お互いを気遣い過ぎているのかな．けど，転倒のリスクは高いから夫の行動は間違っていない． ・夫に気を遣っているのだろうか，関係性がみえない……． ＊乳がんの術前補助化学療法では，有害事象に末梢神経障害を有する薬剤を用いることがある．
「ずっとトイレに行きたい感じがする．間に合わず，ほとんど尿取りパッドに出てしまう」 「いつもおしっこに行きたい感じを何とかしてほしい」 「脳梗塞をしてから，寝る前には（水を）飲まない」 「がんの治療がはじめた頃は飲んでいたけど，夜中，トイレに行くのに何度も夫を起こすことが心配で，眠れなかった」 「夫は嫌がったりしない」	・膀胱炎だろう．いまの症状は抗菌薬の内服で改善するだろう．だけど飲水をためらうのはよくないな． ・化学療法がはじまって眠りにくいのは，ステロイドの影響もあるのかもしれない．やっぱり，夫に気を遣っている．夫に問題はなさそうなのに，なぜだろう． ・必要な行動を理解できていて，夫も協力してくれるのに，それができないのはなぜだろう．

（脳梗塞発症時）「夫に助けてもらって，自分もがんばって，いまは夫と二人で生活できるようになった」

「私なりに楽しく暮らしていた」

「最近は，からだがつらくて，動けないことが多くなっているから夫は私を置いてでかけることもできない」

「できるだけ夫に迷惑をかけたくない」

・Dさんが化学療法を受けるのは，他の人より大変だろうな．それを考えて支援しないといけなかったんだ．

・元気がない原因は，体力低下だけではなく，それによって夫に負担をかけることを気にしているからなんだ．夫は迷惑と思っているんだろうか．そんなふうにはみえないけどな．

　看護師は，Dさんが，問題なく治療を受けているため，身体的なハンディが障壁になってはいないと判断して，特別な支援をしていませんでした．しかし，症状や気持ちにおいて，Dさんが問題を抱えていることを知り，うまくいっていると決めつけてしまうのは間違いだったと気づきました．そこでDさんが，いまの問題を解決して，化学療法を完遂するためにどのような支援をすればいいのか考えてみることにしました．

　皆さんなら，Dさんが抱える問題にどのように対処しますか？　これまでもがんばってきたDさんが夫の支援を得ながら，治療を続けるためにはどうしたらよいでしょうか．Dさんに必要な看護とは何かを理論を使って導き出してみましょう（セルフケア理論の紹介は33頁を参照）．ここでは，オレムのセルフケア理論を使ってみます．

型紙を使った事例分析（ケアの可視化）

セルフケア理論のパワーコンポーネントを使って患者をみてみよう．

パワーコンポーネント（40頁参照）の視点でDさんのセルフケア能力を分析してみます．

Dさんの看護を考えるうえでは，夫への働きかけが必要です．Dさんは，不全麻痺があり，セルフケアの一部を他者からの支援で充足しています．セルフケア・デマンドを充足することが困難な他者に対して行う支援を依存的ケアと呼び，その能力を依存的ケア・エージェンシーといいます[2]．依存的ケア・エージェンシーは相手のセルフケア・デマンドや構成要素を理解したうえで，適切なケアを提供する能力です．また依存的ケア・エージェンシーの開発は看護師に要求される能力です[3]．

パワーコンポーネントの視点から考えられるDさんのセルフケア能力と夫の代償を表に示します．

パワーコンポーネント（型紙）	分析の視点	分析
1. セルフケア・エージェントとしての自己，およびセルフケアにとって重要な内的・外的条件と要因に注意を払い，そして必要な用心を向ける能力	セルフケアは自らが起こす行動であることを認識しているか？ セルフケアに必要な周囲の環境に目を向けることができるか？	・口腔衛生や飲水など，治療に必要なことを自らしようとしているが，不全麻痺があるためすべてを自分で行うことはできない． ・自分の身体能力は理解しており，リスクがある行動はとらないようにしているが，そのことがセルフケア行動の障壁になっている． ・支援してくれる夫（外的要件）に注意を払うことができている． ・治療的セルフケア・デマンドを充足するための行動より，夫の負担に多くの関心が払われている．
2. セルフケア操作の開始と継続に必要なだけの身体的エネルギーの利用とコントロール	セルフケア行動に必要なエネルギーをもっているか？ エネルギーをセルフケアに使えるか？	・抗がん薬の蓄積毒性と，併発した副作用でセルフケアを行うためのエネルギーは十分ではないが，治療開始当初はエネルギーがあり，うまく利用できていたのだろう． ・エネルギーを治療管理以外に使いたいとは言っておらず，治療を継続するためにはどうすればよいのかを考えている．

3. セルフケア操作を開始し遂行するのに必要な運動を実施するにあたって，身体および身体部分の位置をコントロールする能力	身体機能はどうか？身体的不自由があったとしても，ほかの機能で代用してセルフケアを行えているか.	・以前は，（夫の外出時，食事をはじめとする必要な準備がされている環境下で）夫が不在の間も，一人で生活できていた. ・「治療的セルフケア・デマンドを充足するためには（体の不自由があるので）支援を受ける必要がある」というDさんの思いは，夫の「支援が必要」という考えの影響を受けている可能性がある（自分だけでできるかどうかを試していない）. ・治療継続に必要な行動をセルフケアの範囲で行う自分で実施する）ことについて，夫以外の誰か（看護師）と考えたことがない.
4. セルフケアの枠組みのなかで推論する能力	化学療法継続のために必要な行動を，自分でできるかどうかについて考える能力（できない場合は，どうすればいいのかについて考えることを含む）	
5. 動機づけ	セルフケアを行おうとする動機は何か？	・夫に負担をかけたくないという思い. ・苦痛な症状を自分で何とかしたいという思い.
6. 自己のケアについて意思決定し，それらの決定を実施する能力	セルフケアを行うと意思表示しているか？　またそれを実施しているか？	・どの程度夫の助けが必要かについての意思表示ができておらず，夫の支援の範囲については，Dさんではなく，夫が決めている可能性がある. ・Dさんの意思ではないため，セルフケアをうまく継続できていない.
7. セルフケアについての技術的知識を権威ある資源から獲得し，それを記憶し，実施する能力	セルフケアに必要な知識・技術を専門家（医療者）から教わろうとしているか？それを実施できるか？	・医療者から聞いた治療中の注意点は理解し，実施したいと思っているが，夫の負担を考え，うまく実施できていない. ・今後，どうすればいいかについて尋ねることもしてない.
8. セルフケア操作の遂行に適した認知的，知覚技能，用手的技能，コミュニケーション技能，および対人関係技能のレパートリー	セルフケを実施するために（左記にある技能において）いくつかの方法をもっているか.	・脳梗塞発症後より，Dさんのセルフケアはパターン化している可能性がある.変化する状況に，ほかの方法でセルフケアを遂行することについて考えることはできておらず，レパートリーは少ない. ・Dさんのレパートリーを増やす必要がある.

9. セルフケアの調整的目標の最終達成に向けて，個別系なセルフケア行為，あるいは行為システムを，先行の行為，および後続の行為と関連づける能力	現在のセルフケアを過去の状態と関連付け，（健康に関する目的を達成する方向で）今後のセルフケアについて考えているか？	・夫の支援を受けているから転倒してない，歯磨きをしないから口内炎が発生する，飲水と排尿，膀胱炎等，前後を関連付けて考えることはできている． ・脳梗塞時のセルフケアの行為である眠前の飲水制限を（尿路感染症を併発しているいまに合わせて）変えることに気づいていない． ・夫の負担を配慮することで，自分のセルフケアが制限されていることにも気づいている．
10. セルフケア操作を，個人，家族，およびコミュニティの生活の相応する側面に統合し，一貫して実施する能力	日ごろの生活において，現実的な方法で，セルフケアを実施できているか（家族への過度の負担や自分の我慢がない状態）	・がんの治療開始前，開始後しばらくは，夫とのバランスをとり無理なくセルフケアを行えていたが，体力の低下や副作用の出現で，セルフケアをうまく実施できていない．

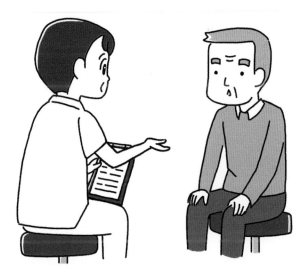

依存的ケア・エージェンシーの開発は
看護師に要求される能力です

事例分析を終えて

　パワーコンポーネントを使って分析することで，Dさんのセルフケアという切り口から，膀胱炎と口内炎を引き起こした構造がみえてきたのではないでしょうか.

　Dさんは夫の支援を受けながらセルフケアを行う意思決定はしており，治療に必要なセルフケア行動も理解できています. ところが，セルフケア行動を実行するところに問題があり，そこには夫の支援のあり様が影響しています. 夫は，出かけることもやめて，一生懸命にDさんを支援しているようですが，Dさんのセルフケア・デマンドや構成要素を十分に理解しないまま，夫自身がよいと思った支援を行っており，適切な依存的ケアを提供しているとはいえません.

　夫の支援は「看護システム理論」（44頁参照）でみると，一部代償システム（セルフケアの一部ができないDさんのできない部分だけの支援）になりますが，Dさん自身も夫も看護師も「Dさんのできない部分」が曖昧にしかわかっていないという問題もみえてきます.

　夫の支援は過剰かもしれませんが，もし転倒のリスクが高いのであれば，夫の支援は必然です. Dさんの身体機能評価ができていないので，転倒のリスクは不明です. Dさんは，夫の負担を気にしているようですが，依存的ケアは一時的（やがては自分でできるようになる）と永久的があり，また依存する範囲もさまざまです. 脳梗塞の後遺症に対する支援は永久的ですが，いま，問題となっている膀胱炎や口腔衛生をはじめ，化学療法にともなうケアは一時的なものですから，夫がしてくれている支援について十把一絡げに負担が高いととらえる必要はないのかもしれません.

　このような観点から，Dさんに対する看護介入を**表**にします.

看護介入 の対象	看護介入 （　）は介入の根拠となるパワーコンポーネント番号
Dさん	・（理学療法士等により）歩行能力の評価をしたうえで，歯磨き時，夜間の歩行時のリスクアセスメントにもとづき，一人でできることを明らかにして，代償してもらう範囲について合意する（3）（4）（6）. ・膀胱炎のメカニズムと化学療法継続の影響についての理解を促し，眠前の飲水制限というセルフケア行動の変更について提案する（7）（9）. また（夫の見守りが必要であったとしても）夫の負担は治療終了までの一時的なものであることについて話し合う（1）（5）. ・夫の負担に配慮するDさんの気持ちに共感したうえで，治療を完遂するという目的のために，夫の支援を受けることの効果について話し合う（1）（10）.

	・治療を完遂するために必要だと思うセルフケア・デマンドを夫に共有してもらい，どのような支援をしてほしいかを夫に伝えることができるよう支援する（5）（8）． ・今後も治療継続に必要なセルフケアがとれるよう，日ごろから夫とセルフケア・デマンドについて話し合うことを促す（6）． ・治療中，身体の状態は日によってさまざまであるため，体の状態によっては夫に依存する必要があることを理解してもらう（2）． ・一度に変化は起きないため，来院のつど，Ｄさんとセルフケアについて話し合う．
夫	・Ｄさんの依存的ケアを行うことに対する思いを聞くとともに，意思確認を行う． ・Ｄさんの身体機能の状態について合意する（専門家による評価）． ・Ｄさんの治療的セルフケア・デマンドについてＤさんの考えを聞き，尊重することを依頼する（夫が必要と思うことをするのではなく，Ｄさんのデマンドを理解したうえでの支援を依頼する）． ・自分の生活も大切にしたうえで，Ｄさんの支援について考える．必要に応じて，（化学療法の期間，一時的に）息子に依存的ケアの一部を担ってもらうことや，訪問看護を利用することを提案する． ・Ｄさんの体調を配慮したうえで，買い物は（大変でも）一緒に行き，Ｄさんが食べたいものを購入することを依頼する．また外出することで，Ｄさんの気持ちが晴れることや，歩行機能の維持につながることを再認識してもらう． ・自身の健康維持のための行動をとることを促すとともに，（依存的ケアを提供する夫の健康維持のための）支援も看護師の役割であることを伝える． ・必要な支援に疑問が生じた場合は，看護師に相談する方法を明確にする．

引用文献
1)　日本乳癌学会：乳癌診療ガイドライン［薬物療法］，2018
　　http://jbcs.gr.jp/guidline/2018/index/yakubutu/y1-fq-1/（2019 年 11 月 4 日閲覧）
2)　ドロセア E オレム：オレム看護論（小野寺杜紀訳），第 4 版，p264，医学書院，2015
3)　前掲書 2)：p263-264

5

家族看護エンパワーメントモデル

事例 高齢世帯で認知症の妻の介護をしていたが自身が胃がん手術をしたEさん家族

■Eさん，男性80歳代後半．

■診断名：胃がん（stageⅡ），胃全摘術施行，術後のがん薬物療法の予定は現在ない．
・妻と二人暮らし．妻は認知症があり要介護．1年半ほど前からEさんが日常生活の介助をしている．ヘルパーやデイサービスなどの介護サービスは受けていない．
・子どもは二人．長女は市内に居住，子ども二人は独立し，義父母を介護している．次女（キーパーソン）はEさん夫婦の近くに居住し，独身で，仕事をしながら両親の面倒をみている．

■Eさんの経過：
・半年ほど前から食欲不振や胃痛があったが病院には行かず様子をみていた．その後，体重減少がみられ病院を受診．胃がんと診断．2週間後，胃全摘術を受けた．入院時計画では，入院期間2週間との説明が患者と家族（長女・次女）に行われ，入院時の患者と家族の意向は自宅退院であった．手術当日は二人ともみえ，手術後の説明も二人に行われた．
・手術直後は大きな問題もなく離床もスムースで，術後3日目から胃切後の分割食が開始．術後6日目ごろからサブイレウスの症状がみられたため，絶食と輸液などの保存的治療が行われた．術後14日目頃にはイレウス症状は改善し，再度食事が開始．術後21日目には食事も分割食の全粥食になった．この間に次女に食事の説明をし，次女からの質問はなかった．
・食事摂取後の問題もなく，自宅退院の許可が出たが，次女から「またイレウスにならないか心配．胃の手術の後にはダンピング症状が起きるとも聞いている．いまの時期は暑いし，去年も熱中症にかかったりしたので，心配だからしばらく入院させて欲しい．認知症の母をこれまで父が面倒をみていたが，退院したとしても介護はこれまでのようにできないと思う．いま，母を預ける施設を探しているので落ち着くまで入院させて欲しい」と，険しい表情で退院を強く拒まれた．主治医が経過と自宅退院でも心配ないことや入院前と日常生活は変化がないことなどの話をしたが，次女はどうしても退院することを拒んだ．また，「心配ならば，退院後しばらくの間だけでも一緒に生活できないか」との主治医の問いかけには，「自分も仕事がありこれ以上は困難だ」と言われた．Eさんは，「胃の手術もして老い先短いから家に帰り，妻と一緒にいたい．自分が看ないと誰が看るのか」と言い，長女は，「お父さんが家に帰ってこれまでのようにお母さんの世話をしたら共倒れになると思う．お母さんと一緒に入れる施設を探しているので，それまで退院は待って欲しい」との意見であった．

Eさんや家族（長女・次女）の言動から看護師は何を思ったのか.

　退院の話が主治医から伝えられた後のEさんや家族（長女・次女）の退院に対する意向を聞いた看護師が感じたこと，考えたことを**表**に整理します.

Eさんや家族 （長女・次女）の言動	看護師の思考
食事摂取後の問題もなく，自宅退院の許可が出た.	看護師の立場からも，食事もとれてイレウスの様子もなく，食事の仕方もEさんはわかっているようなのでこれ以上の入院の必要はないな.
次女から「またイレウスにならないか心配. 胃の手術の後にはダンピング症状が起きるとも聞いている」	症状と対処についてこれまでに説明していたので，Eさんのことを気にかけてくれているのがうれしい.
「いまの時期は暑いし，去年も熱中症にかかったりしたので，心配だからしばらく入院させて欲しい」	暑いから入院させて欲しいという理由は，入院を継続する理由にはならないんじゃないか. そんな理由で入院を希望されるのは，家族の問題で退院を先延ばししているにすぎないんじゃないかな.
「認知症の母をこれまで父が面倒をみていたが，自宅に退院したとしても母の介護はこれまでのようにできないと思う」	認知症の妻をみるのはEさんにとって大変かもしれない. でも，退院後食事に注意するだけでEさんもできているから，家に帰ってもそれほど問題にならないと思うけど.
「いま，母を預ける施設を探しているので，母のことが落ち着くまで入院させて欲しい」	施設を探しているというけど，すぐにみつかるのかな. 大変じゃないかな. やっぱり施設に行った方がいいのかな. 施設でないと無理なのかな.
主治医が経過と自宅退院でも心配ないことや入院前と日常生活は変化がないことなどの話をしたが，次女はどうしても退院することを拒んだ.	主治医が術後の回復状況をみて自宅退院できる状態であると判断しているのだから安心してよいと思うけど安心できないのかな. なんでそこまで拒むのだろう.

「心配ならば，退院後しばらくの間だけでも一緒に生活できないか」との主治医の問いかけに対し，（次女は）「自分も仕事がありこれ以上は困難だ」と言われた．	医師の言うとおり，Eさん夫婦のことを考えたら家族として次女が，一時的にでも同居とかしてくれたら問題は解決するのに，結局，次女は自分の仕事のことを優先しているような気がする．
Eさんは，「胃の手術もして老い先短いから家に帰り，妻と一緒にいたい．自分が看ないと誰が看るのか」と言う．	Eさんは妻のことをとても大切にしているんだな．Eさんの妻と暮らしたいという気持ちを叶えてあげたい．次女さんとは意見が合わないけど，どうしたらいいのかな．
長女は，「お父さんが家に帰ってこれまでのようにお母さんの世話をしたら共倒れになると思う．お母さんと一緒に入れる施設を探しているので，それまで退院は待って欲しい」	長女も退院を望んでいないようだ．長女と次女の考えも微妙に違っているようで，Eさんの意向と家族の意向が違っている．退院してもらわないといけないから，とりあえず，ソーシャルワーカーを入れて，妻の施設が決まるまで，近医の転院先を探したり，ケアマネジャーと相談して社会的資源を活用できるように検討したりすればいいのかな．家族がうんというだろうか．どうやって言ったらいいんだろ．

　看護師は，Eさんの術後の状態は入院治療の必要はなく，胃切除後の食事は妻の介護があっても自宅でやっていけると考えていたので，次女が，なぜ医師からの説明を聞いても退院を拒むのかがわかりませんでした．

　看護師は，次女はEさんの胃切除後の病状を気にかけてくれている人だと思いましたが，入院を希望するのは，家族の都合で退院を引き延ばそうとしているのではないかとも思いました．

　また，看護師は，家族（長女と次女）の考えも理解できますが，Eさんの自宅で妻と暮らしたいという意思を尊重し叶えてあげたいと思った時，意見が異なる家族に口出しするようで，Eさんと家族をどのように調整していったらよいのか悩んでいます．皆さんなら，ソーシャルワーカーやケアマネジャーに依頼する前に，Eさんと家族にどのようにかかわっていきますか．

　ここからは患者を抱えた家族が家族としての健康を取り戻し，家族のセルフケアが向上されることを目指す看護として，Eさんと家族に必要な援助を理論を用いて分析し，導き出していきたいと思います．

家族看護エンパワーメントモデルの紹介

　この章で扱うのは「家族看護エンパワーメントモデル」という理論です．家族看護エンパワーメントモデルは，家族を1つのケアの対象としてとらえ，家族自らがもつ力としてのセルフケア能力を高め，家族が健康問題に積極的に取り組み，健康的な家族生活が実現できるように，予防的・支持的・治療的な援助を行い，家族にエンパワーメントがもたらされることを目指しています[1]（**図1**）．

　家族看護エンパワーメントモデルでは，a）看護者は，家族の自己決定する力を尊重する姿勢が必要である，b）家族エンパワーメントが生じる条件は，家族との相互尊敬，ともに参加する関係/協働関係，信頼である，c）看護者は，家族をコントロールしようとする欲求を放棄し，協力関係を形成し，家族のニーズを優先していく必要がある，d）看護者は，家族が健康的な家族生活を維持，促進することができるように支援していく必要がある，といったエンパワーメントに関する基本的な考え方[2]をもって看護を展開します．

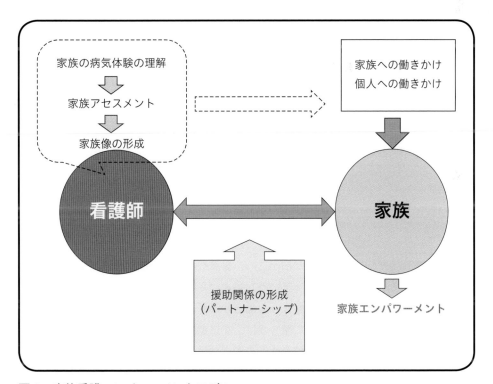

図1　家族看護エンパワーメントモデル

（野嶋佐由美：家族エンパワーメントをもたらす看護実践（中野綾美編，野嶋佐由美監），p9，へるす出版，2005より許諾を得て改変し転載）

　家族看護エンパワーメントモデルでは，まず看護者が，「家族の病気体験」を共感的に傾聴し理解することからはじまります．「家族の病気体験」は，**表1**の視点を用いて，家族と話をしていくなかで理解していきます．次に，**表2**にあるような視点を用いて，家族と話をして情報収集し，「家族アセスメント」を行います．そして，目の前の家族の固有な病気体験や家族アセスメントでみえてきた家族間のかかわりに表れてくる家族らしさを，家族の歴史をふまえながら統合し，現状の家族全体としての家族像を描いていきます．

　家族像は，家族に関する客観的なデータを基盤としながら，家族に関する一般的な知識，中範囲理論や家族に関する理論などの理論的な知識，過去の臨床体験から導き出された知識などを活用して推論し，現実の家族についての仮説として出された全体像[3]です．家族像は，家族に関する情報を集めるだけではできません．限られた情報のなかからでも家族像としての仮説を立て，その次に家族と会った時の情報収集や介入により家族の反応などからこれらの推論や仮説を確かめ，常に修正して発展させていくことが重要です．

表1　家族の病気体験を理解する視点

1. 健康-病気のステージ
2. 家族の病いに対する構え
3. 家族の情緒的反応
4. 家族のニーズ
5. 病気・病者-家族の関係

（野嶋佐由美：家族エンパワーメントをもたらす看護実践（中野綾美編，野嶋佐由美監），p10，へるす出版，2005より引用）

　描き出された家族像から家族の課題が抽出され，看護援助の方向性が明確になるだけでなく，家族との援助関係をどのようにとっていったらよいかの方向性もみえてくるでしょう．家族への看護援助としては，**表3**に示すような働きかけがあげられます．家族への働きかけは，①個人レベルとして一人の家族員に働きかけ，②二者関係レベルでの複数の家族員への働きかけ，③家族システムとしての家族全体への働きかけ，④家族と外部のシステムへの働きかけなど，扱う課題によって4つのレベルでの働きかけを柔軟に選択し，適切なアプローチ法を導き出していきます．

表2　家族アセスメントの視点

1. 家族構成

2. 家族の発達段階

3. 家族の役割や勢力関係

4. 家族の人間関係，情緒的関係

5. 家族のコミュニケーション

6. 家族の対処方法

7. 家族の適応力や問題解決能力

8. 家族の資源

9. 家族の価値観

10. 家族の希望，期待

11. 家族の日常生活，セルフケア

(野嶋佐由美：家族エンパワーメントをもたらす看護実践（中野綾美編，野嶋佐由美監），p9，へるす出版，2005より引用)

表3　家族への働きかけ

1. 家族の日常生活・セルフケアの強化

2. 家族への情緒的支援の提供，家族看護カウンセリング

3. 家族教育

4. 家族の意思決定への支援とアドボカシー

5. 家族役割の調整

6. 家族関係の調整およびコミュニケーションの活性化

7. 家族危機に対する働きかけ

8. 家族の対処行動と対処能力の強化

9. 親族や地域社会資源の活用に対する支援

10. 家族発達課題の達成への支援

11. 家族の力の強化

　家族看護エンパワーメントモデルでは，家族とのパートナーシップとしての援助関係が基盤となります．家族の病気体験を聞く過程や家族アセスメントで情報収集する過程において，前提にあるような姿勢で家族とかかわることで，パートナーシップに基づいた家族との援助関係が形成されていきます．家族とのパートナーシップとしての援助関係が形成されることが，妥当な家族像の形成にもつながります．

　家族との援助関係がパートナーシップとなっていくためには，①中立性を維持すること，②家族の意思決定を尊重すること，③看護者は自分の価値観や先入観を自己洞察しつつかかわること，④常に家族を全体としてとらえる視点をもち続けること，⑤家族の健康的な側面，肯定的な側面を見直し，強化するために，常に具体的な家族の長所やよい面について肯定的フィードバックをしていくこと[4]といった姿勢で家族と向き合っていくことが重要です．

家族看護エンパワーメントモデルの型紙

「家族の病気体験」と「家族アセスメント」

　家族看護エンパワーメントモデルでは，理論に基づく「家族の病気体験」を理解する5つの視点と「家族アセスメント」の11の視点で情報収集し，分析していきます．

　看護師は，次女に対して，家族の都合で退院を引き延ばそうとしているのではないかと思っていましたが，Eさんの病気によって，家族の長女や次女はどのような病気体験をしているのかをみていくことで，長女や次女の言動の裏にある，本当の姿に近づいていけると思います．

表4　「家族の病気体験」を理解する5つの視点

視点	視点をみていく意味	看護に活かせる効果
1）健康-病気のステージ ①健康問題が顕在化していない段階 ②症状が出現している段階 ③医療受診-診断を受ける段階 ④治療段階 ⑤リハビリテーション段階 ⑥慢性化に向かう段階 ⑦死と再構成の段階	・家族員の病気や障害の特質により，病気や障害に段階があり，家族の保健機能や看病が異なる．	・健康-病気の段階を明らかにすることで，家族が取り組まなければならない問題や優先度を明らかにすることができる．
2）家族の病いに対する構えを把握する視点 ①現在の状態を病気ととらえているのだろうか？ ②病気の原因をどのようにとらえているのだろうか？ ③病気がよくなる方法として，治療方法をどのようにとらえているのだろうか？ ④病気がよくなるためには，どのような療養行動が必要であるととらえているのだろうか？ ⑤病気のどの段階にあるととらえているのだろうか？ ⑥予後をどのようにとらえているのだろうか？	・医療者の説明や独自の情報収集等を統合して，家族員の病気や障害を解釈し，意味づけてともに生活している． ・家族が医療者と同じように病気を理解しているとは限らない．	・病に対する構えを理解することで，3），4），5）のアセスメントが深まる． ・病気体験に耳を傾けて理解することで，家族とパートナーシップとしての関係性が築かれ，家族にそったケアが提供できる．

3）家族の呈する情緒的反応 ①否認・逃避 ②迷い ③怒り ④罪悪感 ⑤幻想・過度の期待 ⑥抑うつ ⑦孤立感 ⑧あきらめから受容へ	・家族員の病気によって「困難」に直面して苦悩し，危機や悲嘆による感情体験をしている． ・倒されそうな現実に対して，無意識的に防衛機制を用いて，自我を守るさまざまな反応を示す．	・家族の反応に対して，医療者は否定的なレッテルを貼る傾向におちいりやすいが，苦悩しているがゆえの反応であるととらえなおすことで，家族の反応が異なる意味をもってとらえられる．
4）病者を抱えた家族の一般的なニーズ ①患者の役に立ちたいというニーズ ②現状についての情報に対するニーズ ③対応策についての情報に対するニーズ ④希望に対するニーズ ⑤気遣われるニーズ ⑥肯定的なフィードバックのニーズ ⑦入院中の家族の居場所のニーズ ⑧身体的ケアにかかわるニーズ/参加するニーズ ⑨感情を表出したいというニーズ ⑩経済的ニーズ	・健康問題に対応していくためにさまざまなニーズをもっている． ・ケア提供者としての役割を意識し，自らのニーズを表出することをためらうことが多い．	・1），2），3）をふまえて，家族のニーズをとらえていくことにより，より家族のニーズの充足が得られる． ・家族のニーズは，揺らぎの状況にある家族の情緒的な支援を行うことで，引き出され，みえてくる．
5）病気・病者-家族の関係 ①家族否定的影響モデル：家族が病気や病者に望ましくない影響をもたらしている ②家族サポートモデル：家族が病気や病者を支援・サポートをしている ③家族負担モデル：病気が家族に負担をもたらしている ④家族成長モデル：病気により家族が成長をしている	・家族員が病気になることは，家族機能にさまざまな影響を及ぼす． ・この4つのモデルは，同時に存在したり，病気の経過により変化していく．	・1），2），3），4）をふまえて，常に家族を多面的にとらえることで，家族と病気の家族員との関係をアセスメントすることができる．

（中野綾美：家族エンパワーメントをもたらす看護実践（中野綾美編，野嶋佐由美監），p17-21，p24-33，へるす出版，2005を参考に筆者作成）

　「家族アセスメント」では，家族とのパートナーシップに基づく信頼関係を基盤に，家族を1つの集団としてとらえた系統的な情報収集を行って，家族をアセスメントして家族像を導き出していきます．

表5　家族アセスメントの11の視点

視点	視点で見ていく内容	看護に活かせる効果
1) 家族構成	・家族図を描き，家族員どうしのつながり，家族史的に意味深い出来事などをみる．	・家族の現在の問題を社会的な文脈や家族の歴史の点でとらえることができる．
2) 家族の発達段階	・家族周期論での1つの理念的な像として家族がどの段階にあるのかをみて，家族がどのような課題に取り組んでいるのかをみる．	・家族が，家族が病気になったことにより家族としての発達課題への影響や課題がとらえることができる．
3) 家族の役割や勢力関係	・家族にどのような役割分担や役割期待などがあり，葛藤や負担があるかをみる． ・家族の生活を調整するための指導統率システムとしての勢力構造をみる．	・家族の役割関係や勢力関係を明らかにすることで，家族としての意思決定や家族間の調整能力をとらえることができる．
4) 家族の人間関係，情緒的関係	・夫婦関係や親子関係，兄弟関係その他の家族員との人間関係や情緒的関係をみる．	・家族が病気により生じた困難や苦悩に対して，家族として乗り越えていく能力の基盤をとらえることができる．
5) 家族のコミュニケーション	・発言表現の仕方，発言の順位，間，タイミングなどから，肯定的・否定的・攻撃的・指示的・表見的なコミュニケーション，オープンさや思いやり，お互いのフィードバックをみる．	・家族の勢力関係や結合関係，葛藤関係，家族内の愛情や感情的なつながりをとらえることができる．
6) 家族の対処方法	・何らかの困難な状況に置かれた時に，それを乗り越えていくために家族がとっているさまざまな行動をみる．	・家族が問題解決に向けてどれだけ多様な対処行動をとっているかを把握することで問題解決能力をみる視点になる．

7) 家族の適応力や問題解決能力	・家族がさまざまなストレス状況のなかで問題を見極め，分析的思考を用いて，現実的な問題解決を行っていく力があるのかをみる．	・家族が状況を変化させ，適応していく力をとらえることができる．
8) 家族の資源	・エコマップとして家族と家族に関連するシステム（親戚，学校，会社，病院，介護・福祉）の存在とその関係性をみる．	・問題解決に向けて活用できる資源としてどのようなサポートを有しているのかをとらえることができる．
9) 家族の価値観	・家族の行為の基盤となっている行動や思考の選択基準としている価値を置くもの，重視している考え，信じているものをみる．	・看護者の家族観で家族の言動をとらえるゆがみを是正し，家族とのパートナーシップの形成を促進することができる．
10) 家族の希望，期待	・家族がもっている期待や希望，ニーズとそれが家族間でどの程度一致し，その実現にどのように取り組んでいるのかをみる．	・家族への援助を考えるうえでの看護の目標設定において，家族に沿った目標設定ができる．
11) 家族の日常生活，セルフケア	・家族生活のなかでの7つのセルフケア領域における家族員の行動と家族全体の行動とセルフケア能力をみる．	・家族の生活が健康的に維持されていくうえでのセルフケア不足の点をとらえることができる．

（野嶋佐由美：家族エンパワーメントをもたらす看護実践（中野綾美編，野嶋佐由美監），p62-65，へるす出版，2005を参考に筆者作成）

　看護師は，Eさんと家族をどのように調整していったらよいのか悩んでいます．「家族アセスメント」をすることで，Eさんとその家族における二者関係や全体性がみえ，Eさんの退院にあたっての家族の課題が明らかになれば，Eさんと家族が健康を取り戻し，家族のセルフケアを向上していく看護を見出すことができます．早速，「家族の病気体験」と「家族アセスメント」を行ってみましょう．

型紙を使った事例分析（ケアの可視化）

　「家族の病気体験を理解する5つの視点」と「家族アセスメントの11の視点」について，そのままに長女と次女に話を聞いてみました．

家族の病気体験

1) 健康−病気のステージ
・Eさんは，胃がん（stage Ⅱ），胃全摘術を受けすぐにがん薬物療法をする予定はないため，治療の段階を終え，今後，胃全摘後の食事療法に適応し，合併症予防や再発・転移の早期発見のための定期受診が必要な段階である．

2) 家族の病いに対する構えを把握する視点
長女：・Eさんが胃がんになったことには，年齢的にも仕方ないと思うし，一応進行していないと聞いているのでひと安心だけど再発や転移は経過をみる必要があると医師から言われた．
　　　・入院中にイレウスになったので，また起こるのではないかと心配だし，食事療法の食事をEさんが作れないと思うし，妹もそんな時間はないと思うのでそれをどうしたらよいかと思っている．
次女：・今は二人に一人ががんになるのだし，がんになったのは仕方ないが，手術でがんは取り切ったと聞いているので安心した．再発や転移のことは気になるが，2ヵ月に1度受診をするように言われているので，みていくしかない．
　　　・退院後も回数分けて食事をする必要があると思うけれど，自分がこれまでEさん夫婦の食事を作っていたので，いま以上にどのように食事内容を工夫したらよいのか，続けられるのかが心配．

3) 家族の呈する情緒的反応
長女：妹に面倒をみてもらうことが多く，長女として，何かしないといけないと思うけれど，義父母の面倒をみないといけないので両親や妹に申し訳ないと思っている．Eさん夫婦を今後どのように面倒をみていったらよいのか迷うし，何とか解決の方法を探さないといけないがみつからない．
次女：Eさん夫婦の面倒をみるのは，これからもしていきたいと思うけれど，仕事で責任をもたされやりがいを感じているので仕事もしっかりやりたい．Eさんの希望を叶えたいがこのままではうまくいかないと思うので，母親が施設に入所したほうがいいのではと考えた．でもEさんはいうことは聞いてくれないので，いらいらする時もある．

4) 病者を抱えた家族の一般的なニーズ
長女：Eさん夫婦が望むようにしてあげたいが，このまま自宅退院で，妹の世話だけでは難しいように思うし，どうしたらよいのかみつからない．看護師さんに相談するようなことではないと思う．夫にもあまり相談できないし，お金の援助も自分の一存ではできない．

次女：Eさんが家に帰りたいのであればそのようにしてあげたいが，Eさんが自分の食事と母の面倒を両立するのは無理だと思うので，そのことをEさんにもわかってもらいたい．

5）病気・病者-家族の関係

・Eさんの病気により，長女と次女に負担がかかっていた．長女や次女は，Eさんをサポートしていきたい気持ちはもっているが，効果的なサポートができない関係になっている．

家族のアセスメント

1）家族構成

・長女や次女は，Eさんは家族のために一生懸命働き，家族を大事にしてくれた．Eさんは自分たちのことを大事にしてくれたので感謝している．
・長女・次女ともにそれぞれEさん夫婦とは別の生活が確立している．これまでの経緯で，次女が主にEさん夫婦の面倒をみている．

2）家族の発達段階

・Eさん家族は，高齢者家族の段階であり，Eさんは妻の認知症による喪失に適応して，人生をふりかえり自分の存在意味を見出していくことが課題としてある．また，Eさんが胃がんになったことで，Eさん家族の絆を統合させ維持していくことに課題が生じている．
・長女と次女は，壮年期の家族の発達課題として，年老いた両親と有意義な関係を維持する発達課題に直面している．

3）家族の役割や勢力関係

・母親が認知症になり，父が一生懸命面倒をみてくれているのはありがたいと思っている．
・長女の家庭事情と次女の状況をふまえ，おのずとEさん夫婦・長女・次女の間で，Eさん夫婦の面倒の役割分担が行われていた．長女は次女に対して申し訳ないという思いがあり，次女は今後の仕事での自己実現と娘としてのEさん夫婦の世話の役割遂行において葛藤している．
・「Eさんがワンマンで家族の意見を聞かない」というようなことはこれまでなく，家族間の意見が異なって揉めたことがなかったので，Eさんが介護サービスを受け入れないことや自宅に戻ると言っていることにどうしてよいのか困っている．

4）家族の人間関係，情緒的関係

・Eさん夫婦と長女・次女はお互いに配慮し合った関係を取り，人間関係はよいと思われた．情緒的にも安定した生活を送ってきたと思われ，今回のEさん夫婦の生活について家族としての結論を出していくうえでの情緒的に反応するようなことは少ないと思われた．

5）家族のコミュニケーション
・今回の，父の胃がんによって表面化したＥさん夫婦の今後の生活の仕方について父と長女・次女がお互いに意見を言う機会はもてていない．
・長女と次女もお互いに思いやっていて，お互いが心配していることや対処方法についての考えなどを話し合える機会がもてていない．

6）家族の対処方法
・長女や次女はＥさんの胃がんの発症を機にＥさん夫婦の今後の生活を決めていくことに対して，それぞれが自分のできる範囲で何とか解決策を見出していこうとしている．ソーシャルサポートに相談したり，ソーシャルリソースを活用していく意識は低い．

7）家族の適応力や問題解決能力
・長女・次女ともにＥさんの病気の状況や母親の認知症の状況を見極め，Ｅさんの病気やＥさん夫婦の今後の生活について，先を予測して取り組もうとしている．家族として，Ｅさんの胃がんや母親の認知症による家族への影響について適応していこうとしている．

8）家族の資源
・Ｅさんの妻は，介護保険で要介護１の認定を受けているが，現在介護サービスを受けていない．Ｅさんが，他者の世話を受けることを拒んだ経緯があった．長女・次女ともにケアマネージャーに相談しようとは考えていない．
・次女は食事療法について，医師から説明を受けているが，栄養指導を受けたいとの希望は聞かれていない．

9）家族の価値観
・お互いに配慮して大事していくことが伺われた．それぞれの意思を尊重して考えていきたいと思っている．

10）家族の希望，期待
・Ｅさんは，妻の面倒をみるのは自分の役割だと思うので，これまで同様，自宅で面倒をみたいと思っている．
・長女と次女は，Ｅさん夫婦が望むのであれば，できるだけ長く一緒に暮らせることを願っているが，Ｅさんが胃がんになったことで，Ｅさんの体も大事にして欲しいと思っている．食事療法とこれから妻の認知症がすすんだ時に面倒をみることが難しいと思い，共倒れしないように，施設の入所を考えていた．Ｅさんに施設入所を了解して欲しいと思っているが，家族間で一致にいたらず，今後，どのように合意形成を行っていくかの方略がみえないでいる．

11）家族の日常生活，セルフケア

・Eさんの妻の認知症は，この5年の間に少しずつ進行していて，以前は，声をかけるだけで自分の身の回りのことができていたが，今は，一緒に行動しないと食事や入浴，整容などはできなくなってきている．トイレは尿意を訴えることはできる時とできない時がある．失禁用のパンツを履いて対応している．

・Eさん夫婦の食事の主菜や副菜は次女が作ることが多く，Eさんがそれを温めたりして食べていた．Eさんは，食事の片付けやご飯とみそ汁ぐらいは作っていた．掃除や洗濯もEさんがすることもあるが，次女が土・日曜に行うことが多かった．

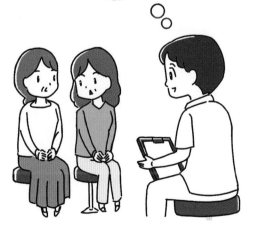

「家族の病気体験を理解する5つの視点」「家族アセスメントの11の視点」について聞いてみよう

事例分析を終えて

　家族看護エンパワーメントモデルの「家族の病気体験」と「家族アセスメント」の視点にそって長女と次女に話を聞いていくなかで，看護師が入院中のEさんや家族の言動からとらえていた家族像と異なる家族像がみえてきました．

①看護師は，Eさんは医療者の視点で退院しても大丈夫であり，次女からは食事療法や病状について何も質問がないので，次女はEさんの術後の食事や合併症を理解して気にかけている人と好意的に感じていた．しかし，次女の病気体験を聞いていくなかで，次女がEさんの食事療法を管理していかないといけないと思い，求められている食事療法を自分の生活を維持しながらどのように行って，維持していけるのかについて困難を感じている．

②看護師は，家族なら何とかEさんの自宅に帰りたいという希望を叶える努力をするものなのに，次女は自分の仕事を優先してEさんの退院を拒んでいるのではないかととらえていた．長女や次女は，これまでのEさんの父親や母親への夫としてのかかわりに感謝し，Eさん夫婦が希望する生活ができるようにと望んでいる．しかし，家族は，母親のこの5年間での病状の進み具合と介護の内容に今回のEさんの胃がん術後の療養生活を考えた時，共倒れになる点で自宅への退院を懸念していました．また，長女・次女とEさんが，この懸念について話すことはできていない．

③看護師は，Eさんの認知症の妻の介護が具体的にどのような状況であるかを把握しないまま，認知症の妻の介護をしているEさんの妻と暮らしたいという気持ちのみを考えていた．しかし，家族からEさんの妻の認知症と介護の状況や，Eさんが妻の介護で他者からのサポートを断っている状況やこれまでどおり一人で行おうとしている点などから，Eさんが夫婦の生活の維持や老いていくなかで妻が認知症になっていく喪失体験に適応できず現実認知ができていないかもしれない．

④看護師は，長女と次女の考えも微妙に違っているようで，どう調整したらよいのか困っていた．これに対して，長女・次女はお互いの生活を考え配慮し遠慮し合っていて，自分の力でできることを模索している．Eさん夫婦にとって何がいちばんよいのか，お互いの考えを出し合っていくコミュニケーションが不足している．また，これまでEさんのソーシャルサポートやソーシャルリソースを拒んだことから，これらのサービスを活用して合意形成していくことに考えが及んでいない．

　以上のようなことが家族像としてみえてきました．家族像から導き出された課題に対して，Eさんとその家族に必要な援助を「家族の働きかけ」から考えてみました．

家族像から 導き出された課題	看護介入
①次女が，Eさんの胃切除後の食事作りを仕事との両立で継続していく方法がつかめず困難を感じている	3）家族教育 ・次女に，胃切除後の食事の内容を伝えるだけでなく，毎日の生活のなかでの食事作りの工夫などを栄養士から栄養指導を受けられるようにする． 9）親族や地域社会資源の活用に対する支援 ・食事作りなどに関して，どのような資源があるのか，その活用についてどのような考えがあるのかを聞きながら一緒に考えていく．
②今後のEさんの妻の介護を胃がん術後のEさんが行うことでの共倒れの懸念がEさんと家族で十分に話し合えていない	1）家族の日常生活・セルフケアの強化 ・Eさんや家族がEさんの妻の認知症に対してどのような病気体験をしているのかを聞いていく． ・Eさんの妻の介護内容を一緒に検討し，介護負担の少ない方法や介護保険サービスで活用できるものを考えていく． 5）家族役割の調整 ・退院後Eさんに求められる食事療法や受診，Eさんの妻に必要な介護を明らかにし，これまでの家族の役割分担で問題になることを一緒に考えていく． 6）家族関係の調整およびコミュニケーションの活性化 ・看護師が聞いたEさんと長女・次女のEさんの妻の認知症に対する認識や介護に対する考えを看護師からほかの家族員に伝え，その反応をそれぞれにフィードバックする． ・そのうえで，Eさんと長女・次女で話す機会がもてるように提案する（外泊など）． 8）家族の対処行動と対処能力の強化 ・ストレスフルにならないように，さまざまな社会資源の情報を入手し，家族で話し合う機会をもち，解決策を考えていく方法を提示する． 9）親族や地域社会資源の活用に対する支援 ・社会資源活用の過去の経験について聞いていく． ・介護保険サービス利用や施設入所それぞれのEさんの妻へのメリット・デメリットについてEさんや家族の考えを聞いていく．

③老いて妻が認知症になり進行している状況での今後の妻との生活についての現実的な認知が十分できていない可能性	5）家族役割の調整 ・退院後Eさんに求められる食事療法や受診，Eさんの妻に必要な介護を明らかにし，これまでの家族の役割分担で問題になることを考えていく． 10）家族発達課題の達成への支援 ・Eさんが自分の病気や妻の認知症をどのようにとらえているのかを聞く． ・Eさんにさびしさや情けなさや罪悪感などがないかを聞いていく． ・これからどのような生活が可能で，どのようなことが難しくなると考えていて，家族からどのような支援が欲しいと思っているのか，それはなぜかを聞いていく． ・長女や次女の施設入所の意見に対して，どのような考えをもっているのか，それはなぜかを聞いていく．
④長女と次女の遠慮したコミュニケーションにより，Eさん夫婦にとっていちばんよい今後の生活についての合意形成がうまくできていない	3）家族教育 ・意思決定に関する考え方やのぞむ姿勢についての知識を提供する． 4）家族の意思決定への支援とアドボカシー ・家族みんなで話し合った合意を作っていくことを支援したいと伝える． ・何がEさんとその妻にとって最善なのかを一緒に考えていきたいことを伝える． 6）家族関係の調整およびコミュニケーションの活性化 ・長女と次女のそれぞれの思いやりをそれぞれに看護師からフィードバックする． ・ケースワーカーやケアマネージャーと長女と次女が話す機会を作り，お互いが話し合える機会がもてるよう提案する． 9）親族や地域社会資源の活用に対する支援 ・親族や友人等の意見なども意見交換し，参考にして一緒に考えていくことをすすめる． 11）家族の力の強化 ・家族として影響し合って問題解決していけるように解決の方向性やプロセスを提示する．

理論のひとかけら

　看護者は，家族の個別性を把握して，その家族に適した看護を展開していきたいと思っています．しかし，実際に家族をとらえるとなると，多くの看護者は家族を患者へのケア提供者としてとらえ，「病者のために家族は最善を尽くすべきである」という期待をもって，家族をみていないでしょうか．また，家族に関する一般論や自らの家族観に基づく「普通」を基準にして家族をみていないでしょうか．看護者のもつ一般論での見方は，時にはバイアスとなり先入観をもって家族をみてしまい，今回の事例でも，目の前にいる家族を客観的にとらえることができず，援助方法にたどり着けませんでした．家族をケアの対象としてとらえ，家族看護エンパワーメントモデルの理論的枠組みを活用してとらえ直してみると，4つの課題をもつ家族像が仮説としてみえ，その課題に対する看護介入を導き出すことができました．

　皆さんは，これまでに，監視している家族，家族としての役割を果たさない家族，関係を拒否する家族，看護者を疑う家族，訴えが多い家族，自己中心的な家族，とらえどころがない家族など"対応困難な家族"と感じた家族がいませんでしたか．このような家族とは，対応が難しくて援助関係が結べず，看護の方向性が見出せないため，ついつい非難したり，逃げ腰になったり，苦手意識をもつことも多いのではないかと思います．このような対応困難な家族を困難にぶつかり苦悩している家族としてみてください．そして，パートナーとして支え，エンパワーする看護援助が提供できるために，ぜひ，理論を用いて分析してみてください．きっと，これまでみていた家族と異なる面がみえてくると思います．

　家族看護エンパワーメントモデルの「家族の病気体験の理解」「家族アセスメント」では，聞く項目が多くて大変と思われるかもしれませんが，1つひとつ聞いていくことで，家族を共感的に理解しようとしている看護者の姿勢が伝わり，家族とのパートナーシップという関係性が構築されていきます．ぜひ，この理論の視点をもって家族に声をかけてみてください．

引用文献

1)　野嶋佐由美：家族エンパワーメントをもたらす看護実践（中野綾美編，野嶋佐由美監），p8，へるす出版，2005
2)　前掲書 1)：p9-10
3)　前掲書 1)：p59-62
4)　前掲書 1)：p11-12，p37-39

参考文献

1)　藤田佐和，庄司麻美：脆弱な家族機能の家族へのケア—家族看護エンパワーメントモデルを活用して．がん看護 **20**
　　(2)：277-284，2015
2)　寺町芳子：トータルペインを持つ患者の家族の支援，がん看護コアカリキュラム日本版，一般社団法人日本がん看護学会教育・研究活動員会コアカリキュラムワーキンググループ編，p341-343，医学書院，2017
3)　石田真弓，大西秀樹，寺町芳子ほか：家族ケアと遺族ケア，専門家をめざす人のための緩和医療学（日本緩和医療学会編），p313-317，南江堂，2014

6

危機理論（フィンクの危機モデル）

▼

事例 脳出血による後遺症で危機的な状況にあるFさん

■Fさん，男性50歳代後半，テニススクールのコーチ，妻と娘（26歳）の三人暮らし．

■診断名：脳出血（左被核下）（既往歴：40歳代後半より高血圧で内服治療）

■現病歴：入浴後，「具合が悪い」といって嘔吐し横になっていた．しばらくたって妻が声をかけると，呂律が回らず言葉がうまく出てこない，右半身に力が入らないなどの症状が認められ救急外来を受診した．頭部CTにて血腫が認められたため，ただちに入院し保存的療法により様子をみることとなった．入院後の意識レベルはJCSⅡ-10，右麻痺と運動性失語，構音障害が認められた．利き手は右．入院後のFさんの言動は以下のとおり．

■Fさんの言動：

・発症〜3日目：ぼんやりしており処置に対してはされるがまま．一方で，夜間は眠れない様子で，ベッド上でごそごそ動き，何度も起きあがろうとする．看護師が制止すると安静を保てるが，点滴ルートの刺入部をみたり触ったりしている．

・発症4日目〜6日目：病状は安定しリハビリテーション開始となったが，軽い右麻痺があり精緻動作が困難．単語レベルの発話はあるが言葉が出にくく，構音障害もあり発話が不明瞭である．常にむすっとしており，訪床しても看護師の顔をみようとしない．検査に呼ばれたため予定していた保清の時間変更を伝えると「せっかく！」と怒鳴って，準備していた寝衣を投げ出す．謝罪するが，その後は保清を拒否．食事時，ナースコールで呼ばれ訪床すると，何かを訴えようとするが，言葉が出てこない．また，聞き取りづらいため「コップですか？」「フォークですか？」と問いかけると枕をベッドにたたきつけて「ばか！」と怒りをあらわにする．

・発症7日目〜11日目：怒りを示すようなことはなくなったが，食事時，スプーンをセッティングしても使おうとしない．しかし，箸をうまく扱えず，食べこぼしが多い．いらいらした様子で，結局，途中で食べるのを止めてしまう．リハビリには熱心に取り組み，理学療法士や作業療法士のかかわりに対し笑顔が多い．医師の訪床時も真剣な表情．

・12日目〜：次第に表情が乏しくなり，口数が少なくなってくる．日中夜間を問わず頻繁にナースコールをならす．しかしベッドサイドに行っても，とくに用事がない場合もある．また，何かを伝えようとして伝わりにくいと途中であきらめてしまう．何をしても笑顔はなく，怒ることもなく，反応が少ない．

夜間，ラウンド時に声を押し殺して泣いている様子が認められた．リハビリテーションは，指示されたことを黙々とこなしている．単語は出やすくなり，ジェスチャーも使いつつ示してくれる．

Fさんの言動から看護師は何を思ったのか

　Fさんの言動について経過を追って整理してみました．Fさんとの対応を通して看護師が感じたことや考えたことを**表**に整理します．

Fさんの言動	看護師の思考
「ぼんやりしており処置に対してはされるがまま．一方で，夜間は眠れない様子で，ベッド上でごそごそ動き，何度も起きあがろうとする．看護師が制止すると安静を保てるが，点滴ルートの刺入部をみたり触ったりしている」	せん妄症状が出ているのではないだろうか．あるいは疾患による症状の1つだろうか．転倒転落が心配だし，ルート類の事故抜去も気になる．とにかく安全確保を第一に接しよう．
「常にむすっとしており，訪床しても看護師の顔をみようとしない．検査に呼ばれたため予定していた保清の時間の変更を伝えると「せっかく！」と怒鳴って，準備していた寝衣を投げ出す．謝罪するが，その後は保清を拒否した」	なんだか今日は機嫌が悪いな．もともと怒りっぽくて気難しい人なのかもしれない．スケジュール変更は仕方がないことだから，これくらい我慢してもらわないと困るけれど……．突然の発症で，いろいろストレスが重なってきているのかもしれないな．
「食事時，ナースコールで呼ばれ訪床すると，何かを訴えようとするが，言葉が出てこない．また，聞き取りづらいため「コップですか？」「フォークですか？」と問いかけると枕をベッドにたたきつけて「ばか！」と怒りをあらわにする」	聞き取れなくて申し訳なかったな．ストレスのせいかもしれないけれど，短気ですぐ怒るから，ベッドサイドに行くのが憂うつ．何かもう少しコミュニケーションを取りやすくする方法を考えたほうがよいかもしれない．
「怒りを示すようなことはなくなったが，食事時，スプーンをセッティングしても使おうとしない．しかし，箸をうまく扱えず，食べこぼしも多い．いらいらした様子で，結局，途中で食べるのを止めてしまう」	そんな無理をしなくてもいいのに．いまの状況が受け入れられていないのではないだろうか？　麻痺を受容して，いまの自分に合った方法をうまく利用していった方がいいのに．病識が得られるようなかかわりを行った方がよいかもしれない．

「リハビリには熱心に取り組み，理学療法士作業療法士のかかわりに対し笑顔が多い．医師の訪床時も真剣な表情」	看護師にはあたりがきついけれど，医師や理学療法士さんには愛想がいい．使い分けをしているのだろうか？
「次第に表情が乏しくなり，口数が少なくなってくる．日中夜間を問わず頻繁にナースコールをならす．しかしベッドサイドに行っても，とくに用事がない場合もある．また，何かを伝えようとするが，伝わりにくいと途中であきらめてしまう．何をしても笑顔はなく，怒ることもなく，反応が少ない」	どうしたんだろう，今日はなんだか暗い．言いたいことも途中でやめてしまうけれど，あきらめないで，がんばって話をしてくれたら，それがリハビリになるし，こちらもコミュニケーションをとりやすくなるけれど． ナースコールが多くて大変……．
「夜間，ラウンド時に声を押し殺して泣いている様子が認められた」	感情失禁だろうか．疾患の症状か後遺症の1つということも考えられるけど．
「リハビリテーションは，指示されたことを黙々とこなしている．単語は出やすくなり，ジェスチャーも使いつつ示してくれる」	ちょっと落ち込みから復帰してくれたのかな．協力的な姿勢も認められる．回復が実感できるようなかかわりをしていってもよいかもしれない．

　看護師は，Fさんの言動から当初はせん妄を疑いました．また，もともとの短気で怒りっぽいという性格が理由だとも思いました．怒鳴られることの恐怖もありベッドサイドに行くことを憂うつに感じました．さらに，病識が足りないと感じ，現状の理解を促すような試みが必要ではないかとも考えました．つまり，看護師は，患者さんの言動を，①その日その時の気分である，と読み取ったり，②もともとそういう性格の人だから，という理由で考えたり，③疾患による症状だろうかと疑ったりしました．こうしたアセスメントは確かに重要ですが，突然の疾患の発症により利き手の麻痺や失語，構音障害が生じてしまったことをふまえると，もう少し違った解釈ができるのではないかと思います．

　Fさんはテニスコーチとして働いていました．おそらく若い頃からテニスが好きで続けており，それなりの高い能力があることで仕事とすることができているのでしょう．脳出血を発症し麻痺が残存していることで，いままで通りにテニスを教える仕事をすることは難しくなってしまいました．それはFさんにとって大変危機的な状況といえるでしょう．人生の楽しみでもあり生活の糧でもあるテニスという生きがいを，突然，奪われてしまった．そうし

た状況に対して，その時その場の患者さんの言動からのみアセスメントをしているだけでよいでしょうか？

　ここからは危機に関する理論を用いて事例を分析し，Fさんの心理過程を再考し，必要とされる看護を考えてみましょう．まずはこの章で扱う理論を紹介します．

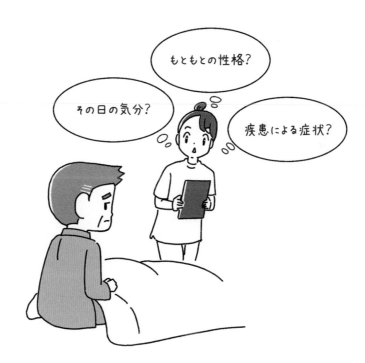

フィンクの危機モデルの紹介

　フィンク（Fink SL）は，「危機」におちいった人が適応にいたる過程をモデルとして示しています[1]．ここで述べる「危機」とは，偶発的かつ想定外に起こってしまった人生を左右するようなストレスフルな出来事に際して，その人の通常の対処能力では状況への適切な対応が不十分な状態とされます．フィンクは，そうした出来事に引き続いて起こる変化を4つのプロセスとして表すとともに，介入のあり方を示しています．

　危機には，成長発達上，避けることができない危機（発達的危機）と，人生において偶発的に発生する危機（状況的危機）があります[2]．また，突然の衝撃を受けて起こるショック性危機とゆるやかに小さな衝撃が重なって起こる消耗性危機があります[3]．フィンクのモデルは，外傷性脊髄損傷により永続的な障害を負った患者の臨床観察と，そうした障害を負った人や愛する人を喪失した人々の体験を記した文献をもとに構築されています．そのため，危機のなかでも，状況的危機であり，突然の急激な衝撃を受けて起こるショック性危機におちいった人に適用しやすいと考えられます．

 ## フィンクの危機モデルの型紙

❶ 衝撃・防御的退行・承認・適応

　以下にフィンクの危機モデルである，衝撃，防御的退行，承認，適応の4段階の特徴と必要とされる介入のあり方を示しました．フィンクのモデルにおける看護介入はマズロー（Maslo AH）の動機付け理論[4]に基づき，最初の3段階は安全のニードが充足される方向に，最後の適応の段階は成長のニードが充足される方向に行われます．

段階	自己の存在や現実に対する 認知/感情/身体状況	介入
衝撃	・最初の心理的ショックの時期．現実が手に負えないものと認知され，現存する自己が危険で脅威にさらされていると知覚される．その結果，パニックにおちいり，強い不安や無力感を抱く．この時期は，思考が混乱し，状況を十分に把握することや，対処を試みることが困難となる． ・身体的には，急性の身体損傷に対して十分な医療的介入が必要な状況．	衝撃の段階にある人には，まず生理的な欲求を満たせるよう，苦痛を緩和し睡眠や休息がとれるよう働きかける．また，簡潔な言葉で状況を説明し，落ち着いた誠実な態度でかかわることで，患者が安全と安楽が守られていると感じ，安心できるよう配慮する．鋭敏に患者のニーズを察知し対応するほか，状況に応じて鎮静薬や精神安定薬などの投与も考慮する．

防御的退行	・危機に対して自分を守ろうとする時期．自己の存在に対する驚異を多大なものと感じ，現実に直面するのは，あまりにも耐えがたい状況であるため，変化に抵抗し，以前からのあり方に固執することで，自己を維持しようとする．現実逃避や否認などの防衛機制を働かせることで，現実に無関心となったり，不安を抑圧し希望的な思考にふけったり多幸症（非現実的な幸福感を抱く）になったりする．そうした対処により，不安は低減される． ・身体的には，急性期を脱し機能的に最大レベルまで回復していく時期．	防御的退行の段階にある人には，安全のニーズを最大限に充足できるよう支援する．また，その人なりの防衛機制のあり方をとらえ，表面的な言動だけに着目せず，危機への対処であることをふまえてかかわる． 医療者は現実や脅威を感じさせるものとして，避けられたり，拒否されたり，否定される場合があるが，誠意をもって接し，関係性を築いていくよう努める． この段階で現実に目を向けさせるような介入は，患者にとって脅威となりうるため控え，安全で安楽な環境を保証していくことに重きを置く．
承認	・現実から逃れようのないことを自覚し，その重圧から，再度，強いストレスにさらされ混乱する時期．これまでの自己の喪失に直面し悲嘆にくれる．自己価値の低下を感じ，将来に対する不安などから自殺を企図する場合もある．一方で，現実的な対応を少しずつ行うなかで，変わらない自分らしさや自己価値にも気づき，自己のあり方を再構築していく． ・身体的にはプラトーな（回復の程度が停滞する）時期．症状の改善や変化がみられない体験する．	承認の段階にある人には，それ以前の段階で構築してきた関係性を生かし，積極的に医療的な介入を行っていく． この段階にある人は，現実を少しずつ吟味していくが，それは苦痛を伴うため，つらさを理解し共感的にかかわる． 一方で，新たな自己の再構築に向けて，現実に向き合うことを支えられるよう，今後に向けた具体的な検討などを行えるよう，支援していく． その人らしさを把握し，患者が自身の強みに気づき自己価値を見出していけるようかかわる．
適応	・新たな自己価値の感覚を構築していく時期．現実の試練に対して，現在の資源や能力を活かしながら，建設的かつ積極的に対応していこうとする．それまでの安全のニーズへの欲求ではなく成長へのニーズを満たすことへの欲求が高まる時期である．成長のニーズが満たされる経験が次第に増加していき，不安も低減していく． ・身体的には大きな変化がなくなる時期．	適応の段階にある人には，いまある自己の能力やその限界を受け入れ，現実的に，もっている資源を活用して，満足感や達成感が得られる経験を増やしていけるよう支援していく． 今後のことを考え，成長に向けて新しい自己イメージや価値観を築いていくことができるようにしていく． 患者が活用できるよう，医療者のもつ知識やスキルや資源をできるだけ投入していく．

　　看護師はFさんが危機に直面している状況にあり，大変な状況でFさん自身も苦しんでいることは理解できています．しかし，理不尽な怒りをぶつけられることで拒否感を抱いてしまい，行動や言動の意味がわからず介入の方向を見出すことができていません．

　　次の項目ではフィンクの理論を使って事例を読み解いていきます．理論をふまえてかかわることで，Fさんの状況をとらえることが容易になります．また，先の見通しをもちながら，目の前にいるFさんにかかわることができます．さらに，みえづらくなっているFさんの力やFさんなりの対処がみえることで，看護師に必要とされている支援がみえてくると思います．

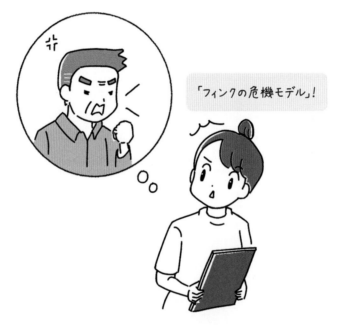

「フィンクの危機モデル」!

理論をふまえてかかわることで患者さんの
状況をとらえることが容易になる

型紙を使った事例分析（ケアの可視化）

▶ フィンクの危機モデルを使って事例をみてみましょう

Ｆさんの言動	看護師の思考
ぼんやりしており処置に対してはされるがまま．一方で，夜間は眠れない様子で，ベッド上でごそごそ動き，何度も起きあがろうとする．看護師が制止すると安静を保てるが，点滴ルートの刺入部をみたり触ったりしている．	せん妄症状か，疾患による症状か明らかではないが，安全確保を第一に接しよう．これまで大きな病気をしてこなかったＦさんにとって，突然の身体障害に直面することは，とてもつらい現実となるだろう．自身の身体状況が明らかになってくることで「危機」におちいるかもしれない．
常にむすっとしており，訪床しても看護師の顔をみようとしない．検査に呼ばれたため予定していた保清の時間の変更を伝えると「せっかく！」と怒鳴って，準備していた寝衣を投げ出す．謝罪するが，その後は保清を拒否した．	Ｆさんは「危機」における「衝撃」の段階にあると考えられる．いろいろなことを脅威に感じてしまうのだろう．まずは，Ｆさんのニーズを少しでも察知して満たし，Ｆさんが安心できるよう，穏やかにていねいに接していこう．少し時間をおいてから，もう一度，保清の声かけをしてみよう．
食事時，ナースコールで呼ばれ訪床すると，何かを訴えようとするが，言葉が出てこない．また，聞き取りづらいため「コップですか？」「フォークですか？」と問いかけると枕をベッドにたたきつけて「ばか！」と怒りをあらわにする．	言いたいことが通じないのは本当にストレスの大きいことだろう．怒りをぶつけられると避けたくなるけど，いまはＦさんの安全と安楽を守ることを優先して気持ちを振り回されずかかわっていこう．
怒りを示すようなことはなくなったが，食事時，スプーンをセッティングしても使おうとしない．しかし，箸をうまく扱えず，食べこぼしも多い．いらいらした様子で，結局，途中で食べるのを止めてしまう．	なぜ，スプーンを使わないのだろう．ひょっとしたら，防衛機制の１つだろうか．Ｆさんは「防御的退行」の時期に入っているのかもしれない．お箸で食べることへのこだわりはＦさんなりの対処で，スプーンが必要であるという現実を無意識に否定したいのかもしれない．いまは，現実に直面するのはつらすぎるだろうから，Ｆさんなりのあり方を尊重していこう．

リハビリには熱心に取り組み，理学療法士作業療法士のかかわりに対し笑顔が多い．医師の訪床時も真剣な表情．	もともとスポーツを仕事としてやっておられたので，リハビリなどのトレーニングは好きなのかもしれない．それに，まだ症状が固定化していなくて改善がみられるのでやりがいを感じるのかもしれない．でも，完全に麻痺がなくなることはないので，今後はその現実に向き合っていくというつらい経験をしていくかもしれない．
次第に表情が乏しくなり，口数が少なくなってくる．日中夜間を問わず頻繁にナースコールをならす．しかしベッドサイドに行っても，とくに用事がない場合もある．また，何かを伝えようとするが，伝わりにくいと途中であきらめてしまう．何をしても笑顔はなく，怒ることもなく，反応が少ない．	おそらく，症状が固定化してきて，これ以上の改善の見込みがなくなってきたことにも気づきつつあるのだろう．「承認」の段階に入ってきている可能性がある．私たち医療者ができることを十分に行っていく必要のある時期だ． 麻痺がある自分を受け入れていくのは本当につらいことだろう．以前のとおりの生活は難しいであろうし，今後の生活をどうしていくのか，本当に考えるだけでもつらいはず．でも，それは，きちんと現実に直面できているということで，みたくないものもみえていて，だからこそ苦しんでいるのだろう．
夜間，ラウンド時に声を押し殺して泣いている様子が認められた．	しばらくそばについていよう．何もできないけれど，Fさんのつらい気持ちは本当によくわかるし，看護師として自分ができることはしたいと思っている．麻痺があっても，Fさんができることはまだまだたくさんあるということや，私たち医療者も力になりたいと思っていることをわかってほしい．Fさんが乗り越えられることを信じて接していこう．でも，いまのつらすぎる状況に向き合っていけない可能性もあるし，これまでのような姿に逆戻りする場合もあることは忘れないでおこう．
リハビリテーションは，指示されたことを黙々とこなしている．単語は出やすくなり，ジェスチャーも使いつつ示してくれる	少しずつ，工夫をしてコミュニケーションをとってくださるようになってきた．「承認」の時期から「適応」に移りつつあるのかな．でも，黙々とリハビリテーションをこなしている表情は明るいものではない．Fさんの状況を慎重にみていきながら，できていることを自覚できるようなかかわりが大切かもしれない．Fさんができていることに気づき，達成感や満足感が得られるようにかかわっていこう．

事例分析を終えて

　フィンクの危機理論を用いた分析を終えてどのように感じましたか．

　一見，不適応にみえても，患者さんなりに自分を守るためにできることに必死に取り組んでいる姿であったり，打ちひしがれて立ち直れないようみえても現実にちゃんと直面できている姿であったり，ということが察せられると思います．

● **段階に照らした言動の解釈と介入**

　危機を引き起こす状況はさまざまであるため，その人の示す言動は，そのままその人らしさととらえることが多いかもしれません．しかし，危機にある人に共通して認められるプロセスを知っていることで，その人らしい部分をより際立ってとらえることができると思います．また，患者に否定的な感情をぶつけられると，人として恐怖や不快な思いを抱くため，患者さんから距離をとってしまうようなこともあるかと思います．しかし，否定的な言動や感情の理由を考えることで，求められている支援を察することができます．

　そのためにも，見た目の言動のみにとらわれず，言動の根底にあるものをみようとするスタンスが重要です．たとえば，防御的退行の段階では，防衛機制について知識をもっていることで，患者さんの言動を解釈しやすくなります．患者さんなりの無意識的な対処を理解し，ありのまま受け止め否定しないことで，患者さんの自己を守りたいというニーズに沿うことができます．また，承認の段階においては，患者さんの自己が大きく揺らぐなかでも，それが適応に向かっていくためのプロセスであるととらえることができ，支援の手を積極的に伸ばし，支えていくことができます．危機モデルを用いた介入を行うことで，患者さんの言動は適応に向かうプロセスであり，それぞれの段階におけるニーズに沿うような介入が求められるということがわかると思います．

　患者さんには「力」があるのだということを忘れず，表現されるものは患者さんなりの「対処」であるといったとらえ方をすることが大切です．また，患者さんの力を信じて待つとともに，常に誠実に向き合い，関係性を構築し，ニーズをふまえた支援を行っていく重要性を心にとどめておく必要があります．そうすることで，患者さんの危機のプロセスにおける反応に巻き込まれることなく，ニーズに合った支援を行うことができます．

● **モデル適応における注意点**

　ただし，フィンクのモデルを使うにあたって気をつけることがいくつかあります．まず，必ずしもすべての人が最終の適応の段階にいたるわけではないということです．患者の力を信じて待つことはとても大切ですが，現実に直面するつらさのあまり，自殺を企図する場合もあります．そのため，患者の心身の安全確保を十分に行う必要があります．また，このプロセスは一方向にすすむものではなく，それぞれの段階を行ったり戻ったりする場合もあります．患者さんの反応から，段階を慎重に見極め，どのようなかかわりが必要か検討していく必要があります．モデルに無理やりにあてはめず，目の前の患者さんをとらえ，支援していきます．

　危機という自分の存在意義や価値が大きくゆらぐ苦痛のなかでも，その人らしく向き合い，乗り越え，新たなその人らしさと価値を見出せるように，そんな支援が医療者には求められています．常にそばにいて見守り，各段階のニーズを充足するような介入を行っていく必要があります．

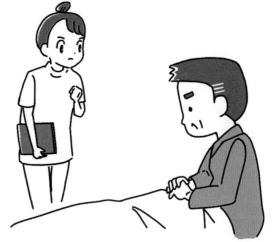

患者さんの力を信じて待つことも大切

理論のひとかけら

❶ マズロー（Maslo AH）の動機づけ理論とフィンクの危機理論

　マズローは，人間の欲求は階層構造をなしており，低次の欲求が満たされることで，より高次の欲求が出現するとしています（**図1**）．また，低次の欲求がより強い欲求であることを述べています[4]．

　フィンクは，マズローの理論を用いて，安全へのニーズと，より高次である成長へのニーズの2つに分け，介入のあり方について述べています．安全へのニーズとは生存にかかわる基本となるニーズであり，食物，有害事象からの保護，安全，予測可能な環境，身体的健康を含むものとし，成長へのニーズは，より高いレベルの欲求で，自立や達成感，興味を発展させることや，知識の追求，創造性などが含まれるとしています．そして，安全へのニーズは成長へのニーズに先立ち，多くの場合，脅威に直面する人は安全へのニーズに支配されているとしています[1]．

自己実現の欲求

承認の欲求(周囲から認められたい欲求)

帰属と愛の欲求(親しい拠り所を得たいという欲求)

安全の欲求(危険を避け安心感を得たいという欲求)

生理的欲求(食欲，睡眠欲，性欲など人間の生存に関する欲求)

図1　マズローの動機づけ理論による欲求の階層構造

❷ 防衛機制とは

　心理学辞典によると，防衛機制とは「不快な感情の体験を弱めたり，避けることによって，心理的な安定を保つために用いられるさまざまな心理的作用」[5]であるとされます．身体の恒常性（ホメオスタシス）と同様に，心理的にも自己の崩壊を防ぎ均衡を維持しようとする主として無意識的な働きがあり，それが防衛機制です．具体的には次のような心理過程があります[6]．

表1　防衛機制の例

抑圧	受け入れがたい考えが意識にあがらないよう，無意識下に閉じ込めておくこと．
否定	不快な現実の知覚を拒否すること．不治の病と知らされてもそれを信じようとしない場合など．
投射・投影	受け入れがたい欲求を他者に振り向けること．親に敵意をもっていることを抑圧し，親が自分に敵意をもっていると考えるなど．
合理化	自分の行動が合理的なものであることを示す理由をみつけ出すこと．ブドウを取ることができなかったキツネが「あのブドウはどうせ酸っぱい」といったというイソップ物語が例としてあげられる．
知性化	不安を起こすような感情を意識化せずに距離を置いて，知的に物事をみつめて情緒的に巻き込まれないようにすること．「がん」であると告知された患者が，医学的知識を求め理解することで不安を覆い隠す場合など．
抑制	不安を感じる事象について考えることを意識的に避けること．意図的に話題を変えてしまうなど．
補償	自分の弱点をカバーするために，ほかの望ましい特性を強調すること．
反動形成	抑圧した自分の衝動や願望が言動に現れるのを防ぐため，それとは正反対の行動や態度をとること．子どもに対する敵意をもつ人が過度に愛情を注ぐ例など．
置き換え	自分の欲求をある対象に向けることが何らかの理由で容認されない場合，その欲求をほかの対象に向けること．上司に怒られた人が部下にあたる場合など．
昇華	社会的に承認されない衝動を，容認される形に変形させて表出すること．性的あるいは攻撃的衝動を，スポーツや芸術，学問などに打ち込むことで解消していくことなど．
同一化・同一視	ある特定の他者のある側面，あるいはそのすべてを自分のなかに取り入れ，その他者の考え方や感情と同じように考えたり感じたり行動しようとすること．
逃避	不安を生じさせる状況から逃れること．

退行	困難な事態に直面している現段階よりも過去の，より未成熟な行動様式に戻ること．弟や妹が生まれた子どもが赤ちゃん返りするなど．
隔離	その経験にともなっているはずの感情を切り離し，遠ざけること．
打消し	罪悪感などを引き起こす言動を行った後で，それとは反対の言動をすることで，不快な感情を取り去ろうとすること．誰かを非難した後で，逆に褒めちぎるなど．

引用文献

1)　Fink SL：Crisis and Motivation A Theoretical Model. Archives of Physical Medicine & Rehabilitation **48**（11）：592-597, 1937
2)　小島操子：危機とは．看護における危機理論・危機介入，第4版，p12，金芳堂，2018
3)　前掲書2)，p13
4)　Maslo AH：完全なる人間（上田吉一訳）第2版，誠信書房，1998
5)　中島義明，安藤清志，子安増生ほか編，心理学辞典，有斐閣，1999
6)　安藤清志，石口彰，高橋昇ほか：キーワードコレクション心理学（重野純編），新躍社，1994

参考文献

1)　前掲書2)，p1-15
2)　前掲書2)，p50-64
3)　小島操子：危機モデルと看護介入　フィンクの危機モデル．危機状況にある患者・家族の危機の分析と看護介入―事例集　フィンク/コーン/アグィレラ/ムース/家族の危機モデルより（小島操子，佐藤禮子編），第2版，p3-5，金芳堂，2017
4)　佐藤まゆみ：危機．ナーシング・グラフィカ成人看護学①　成人看護学概論（安酸史子，鈴木純恵，吉田澄恵編），第3版，p238-246，メディカ出版，2015
5)　田中周平：救急看護におけるフィンクの危機モデルに関する研究―先行研究分析から抽出した臨床応用への留意点―．山口県立大学看護部紀要 **9**：91-99，2005
6)　舘山光子：危機理論．看護実践に活かす中範囲理論（野川道子編），p185-205，メヂカルフレンド，2015

7

危機理論（アギュララとメズィックの危機モデル）

事例 拡張型心筋症による心不全急性増悪によって落ち込み，
危機的な状況にある G さん

- G さん，男性 40 歳代，会社員，妻と小学生の子どもとの三人暮らし
- 診断名：拡張型心筋症，心不全 Stage III（既往歴はなし）
- 現病歴：2 ヵ月前頃より階段や坂道をのぼると息切れや倦怠感を感じていたが，生来健康に過ごしてきており，仕事が忙しくて疲れているのだろうと放置していた．1 ヵ月前頃より平地を歩く時も息切れや倦怠感を感じたため近医を受診した．心不全が疑われ，2 週間前より精査・治療のために入院している．治療により症状は軽減し，現在自覚症状はない．精査の結果，心不全の原因は拡張型心筋症と判明した．医師からの説明で，拡張型心筋症は進行性の疾患で根本的な治療方法はなく，将来的には心臓移植も必要になる可能性があること，しかし継続した治療や療養行動をきちんと行えば病気の進行を遅らせることができるという説明を聞いた．
- G さんの様子
  - 心不全の症状は軽減してきた．しかし，医師の説明を聞いてから表情は固く，口数も減った．妻がときどき面会に来るが，「体調も落ち着いているし，家のことや子どもの世話で忙しいだろうから，もう帰っていい」と妻とゆっくり話している様子もない．最近は夜間あまり眠れていない様子である．
  - 受け持ち看護師が，夜間眠れていないことを詳しく聞くと以下のように話した．
    「いままで大きな病気などしたことがなかったのに変な病気にかかってしまった．根本的に治療することができないなんて，すごくショックだ．退院しても自分はあと何年も生きられないのか……？　そう考えると眠れなくなる．」
    「こんな体ではもうきっと仕事も続けられないに違いない……．自分が働けなかったら家族はどうやって生きていけばいいのか……．こんなこと誰に相談したらいいのかもわからない」
  - その後も G さんの不眠は続き，日中もカーテンを閉めてベッドにこもることが多くなった．髭を剃るなどの身なりに無頓着になり食事摂取量も少なくなった．心不全治療のための内服薬も「もうしんどい症状はなくなったから病気も治ったんだろう！　薬なんか飲む必要はない！　ほおっておいてくれよ！」と強い口調で拒薬し始めた．表情はますます固く，看護師とのかかわりを避けるようになった．
    妻も，「夫の調子は大丈夫なんでしょうか……．夫は私には何も話してくれない．普段は夫はとても穏やかで，会話も多いほうなんですけど……．心臓移植も考えなくてはならない病気と聞いて，私も今後のことが不安でたまらないんですけど，いまは夫はいらいらしている感じでその話を切り出しにくくて……」と看護師に話していた．

G さんの言動から看護師は何を思ったのか

G さんの様子や言動から看護師が感じたこと，考えたことを**表**に整理します．

G さんの言動	看護師の思考
「医師からの説明を聞いてから表情は固く，口数も減った．妻がときどき面会に来るが，「体調も落ち着いているし，家のことや子どもの世話で忙しいだろうから，もう帰っていい」と妻とゆっくり話している様子もない．夜間もあまり眠れていないと話す」	最近は奥さんとも，看護師ともほとんど話をしていないな……．病気のことが気になるのかな？　医師からどのように説明を受けたんだろう……？　眠れないのは何か心配事があるのかな．
「今まで大きな病気などしたことがなかったのに変な病気にかかってしまった．根本的に治療することができないなんて，すごくショックだ．退院しても自分はあと何年も生きられないのか……？　そう考えると眠れなくなる」	根本的な治療ができないから数年しか生きられないと思って眠れないほどショックなんだな．でも G さんの心機能，数年しか生きられないほど悪いわけじゃなかったはず．
「こんな体ではもうきっと仕事も続けられない……．自分が働けなかったら家族はどうやって生きていけばいいのか……．こんなこと誰に相談したらいいのかもわからない」	仕事を辞めなくちゃいけないと考えているのか．家族もいるから生活のことを考えるととても心配に違いない．心配が軽減できるようにかかわりたい．
「その後も G さんの不眠は続き，日中もカーテンを閉めてベッドにこもることが多くなった．髭を剃るなどの身なりに無頓着になり食事摂取量も少なくなった」	なんだか抑うつ状態みたい．医師に相談したほうがいい気がする．

「心不全治療のための内服薬も「もうしんどい症状はなくなったから病気も治ったんだろう！　薬なんか飲む必要はない！　ほおっておいてくれよ！」と強い口調で拒薬し始めた．表情はますます固く，看護師とのかかわりを避けるようになった」	医師から病状や治療の説明を受けたはずなのにちっともわかってなかったの？　薬を飲むように医師からもう一度説明してもらったほうがいいかな……？ Gさん，最近かかわりにくくて，看護師もコミュニケーションをなるべく避けがちになってしまっているなあ……．
「妻も，「夫の調子は大丈夫なんでしょうか……．夫は私には何も話してくれない．普段は夫はとても穏やかで，会話も多いほうなんですけど……．心臓移植も考えなくてはならない病気と聞いて，私も今後のことが不安でたまらないんですけど，いまは夫はいらいらしている感じでその話を切り出しにくくて……」と看護師に話していた」	いまのGさんの様子をみたら奥さんも心配になるのはあたりまえ．奥さんも今後のことが不安なんだな．どうやったら，Gさんは奥さんに話をしてくれるようになるんだろう……？

　看護師は，Gさんが自分の病状や今後の経過をとても悪く受け止めてショックを受けていること，仕事を辞めざるを得ず今後の生活に大きな不安をかかえていること，妻も夫の様子や今後のことに心配や不安を感じていることを理解しました．

　拒薬の言動に対しては，Gさんは病状や治療の説明を受けたのにちっともわかっていないと感じ，再度医師に内服の必要性を説明してもらおうと考えました．

　看護師は，Gさんの今後の経過や生活への不安を軽減してあげたい，妻とGさんがコミュニケーションをとれるようにしてあげたいと思う一方で，かかわりを避け続けるGさんに対して，看護師自身も苦手意識を感じて，コミュニケーションを避けがちになってしまいました．

　皆さんなら，看護師とのかかわりを避けるGさんに，どのように対応しますか？　拒薬への対応は医師からの内服の必要性の説明だけでよいのでしょうか？

　ここからは理論を用いて，さらに事例を分析し，Gさんに必要な看護とは何かを導きだしてみましょう．まずはこの章で扱う理論を紹介します．

アギュララとメズィックの危機モデルの紹介

　この章で扱うのは，アギュララとメズィックの危機モデルです．このモデルは，人がストレスの多い出来事に遭遇した際に，その問題を解決するための決定要因をもっているかどうかによって危機におちいったり，もしくは危機を回避できたりする，という過程に焦点をあてています．

　つまり，ストレスの多い出来事によって情緒的緊張や不快を感じている人が，その状態が持続してしまうことで非常な混乱（危機）におちいらず，情緒的均衡を取り戻せるように，ストレス源となっている問題をとらえ，問題を解決するための決定要因を提供・強化するためのアプローチ方法です．

　アギュララは，人がストレスの多い出来事に遭遇すると，それまでの均衡状態が揺らぎ，情緒的に不均衡な状態となる，と述べています．情緒的に不均衡な状態では，不安，恐怖，罪，恥，絶望などの感情をともないながら，緊張が生じ，不快を感じます．情緒的に不均衡な状態が生じると，均衡状態を取り戻そうというニードが生じます．均衡状態を取り戻して危機を回避できるのか，不均衡状態が持続して危機におちいってしまうのかは，①出来事の知覚，②社会的支持，③対処機制，の 3 つの問題解決要因の存在によって決まります．

❶ 出来事の知覚

　ストレスとなっている出来事が個人にとってどんな意味をもつのか，またその個人の将来にどのように影響していくかを現実的に捉えられているかどうか．それとも，出来事の意味や将来に対する影響をゆがんで捉えてしまっているのか．出来事について現実的に捉えられているならば出来事とストレスとの関係も認識し，問題解決のための対処が促進され，情緒的な均衡を取り戻せます．一方，出来事がゆがんで捉えられてしまっている場合，出来事とストレスとの関係は認識されず，効果的な問題解決にいたりません．

❷ 社会的支持

　問題解決するために助言やサポートを与えてくれる他者が身近にいるかどうか．適切な社会的支持が得られないと，不均衡状態や危機に追いやられてしまいます．

❸ 対処機制

　不安や緊張を緩和させるために日常的に用いている方法（コーピング）のことです．対処機制はこれまでの個人の発達段階を通して情緒的安定を得るために身に付けてきたものです．適切な対処機制をもっていない場合，不均衡状態は持続します．対処機制には，情動中心の対処（例：その状況を避けようとする，つまらないことと思い込もうとする，否認，感情表出しストレスを発散をするなど）と，問題中心の対処（例：問題の所在を明らかにする，解決策を実行する）があります．

　図1は，人がストレスの多い出来事に遭遇した際に，前述の問題解決要因の有無によって，危機が回避されるのかそれとも危機におちいってしまうのかを図示したものです．

　Ａのラインでは，３つの問題解決要因が働いており，危機が回避されています．一方，Ｂのラインでは，決定要因が１つ，あるいはそれ以上欠けると，問題解決が妨げられて不均衡が持続し，危機におちいることが示されています．

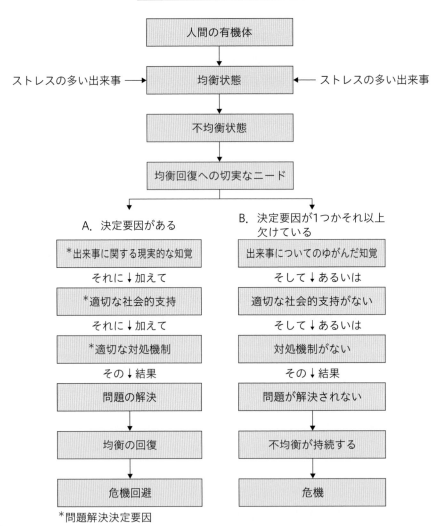

危機介入への問題解決アプローチ

図1　ストレスの多い出来事における問題解決決定要因の影響

（ドナ　Ｃ　アギュララ：第３章　危機介入への問題解決アプローチ　危機介入の理論と実際（小松源助ほか訳），p19-32，川島書店，1997 より引用）

アギュララとメズィックの危機モデルの型紙

問題解決のための看護介入

　問題解決のためのプロセスには，①情報収集とアセスメント，②介入計画立案と介入，③評価があります．アギュララとメズィックの危機モデルによる問題解決のためのプロセスを**表**にします．

	ポイント	具体的実施事項
①情報収集とアセスメント	不均衡状態を促進している出来事，不均衡状態に影響を与えている要因，不均衡状態によって生じている症状，本人の生活が妨げられている程度をアセスメントする．	●不均衡状態を促進している出来事は何か ●不均衡状態に影響を与えている要因 ・その出来事に対する本人の知覚 　（出来事は本人にとってどんな意味があるのか，本人はその出来事が自分の将来に及ぼす影響をどのようにみているか，出来事を現実的にみているか，もしくは出来事の意味をゆがんでとらえているか） ・活用できる社会的支持 　（誰と生活しているか，誰を信頼しているか，家族内のキーパーソン） ・普段用いている対処機制 　（以前同じようなことが生じた際，緊張や不安を和らげるためにどんな方法を試みるか） ●不均衡状態によって本人はどのような不快や緊張を感じているか ●不均衡状態によって普段の生活がどのように妨げられているか 　（働く・学校に行く・家事などができるか，家族への気配りができるか） ●不均衡状態は一緒に生活する家族にどのような影響を与えているか 　（本人の状態についてどのように感じているか）
②計画立案と介入	・（不均衡状態によって生じている）問題点を解決できるように介入する． ・問題解決要因の提供や強化を図る．	・ストレスとなっている出来事に対する知的な理解がすすむよう援助する． ・自分の感情を探求したり吐露するのを助ける． ・新しい，あるいはより多くの対処機制を見出すことを助ける．
③評価	介入によって不均衡状態を解消できたか評価する．	

型紙を使った事例分析（ケアの可視化）

❶ 情報収集とアセスメント

不均衡状態の原因となった出来事は何か	いままで健康に大きな病気もなく過ごしてきたのに，拡張型心筋症と診断され，進行性の病気で根本的な治療方法はなく，将来的には心臓移植も必要になる可能性があるという説明を聞いたこと．
不均衡状態に影響を与えている問題解決要因	①その出来事に対する本人の知覚 ・医師から説明を受けて，Gさんは，根本的な治療方法がない病気にかかってしまったことで自分の予後への強い不安を感じている． ・また，予後への不安から，仕事を辞めなくてはいけないと思い込み，家族を路頭に迷わせるのではないかという経済的な不安も感じている． ・予後への不安，経済的な不安が先行し，病状や内服治療の必要性については現実的に捉えられていない． ②活用できる社会的支持 妻と子どもと生活している．普段は妻とよく会話をしており妻がキーパーソンであると考えられるが，いまは妻が面会に来ても，思いを吐露することができていない．受け持ち看護師には不安な気持ちを話してくれていた．しかし最近は，看護師とのかかわりも避けるようになってしまい，孤立した状況になってしまっている．社会的支持を得られていない． ③用いている対処機制 Gさんはいままで大病なく過ごしてきて，予後にかかわる病気の診断を受けたのは今回初めての経験だった．そのため，どのように対処してよいかわからない状況にある． 情動中心のコーピング：「症状はなくなったから病気も治ったんだろう！　薬なんか飲む必要はない！」という発言があり，心臓病の事実を否認する対処によって自分を保とうとしている．妻や看護師に自分の感情を表出することはできていない． 問題中心のコーピング：会社員として働いてきた経験から，仕事上の重要な決定は上司や同僚と相談しながら進めてきたと推測できるが，今回は「誰に相談したらいいのかもわからない」と感じており，問題解決のために適切な他者に相談する対処はできていない．
不均衡状態によって本人はどのような不快や緊張を感じているか	強い不安により，本人は不眠を感じている．いらいらした気持ちもある．

不均衡状態によって普段の生活がどのように妨げられているか	日中の活動低下，食事摂取量低下，身だしなみを整えられない，心不全治療薬を「症状がなくなったから飲む必要はない」と拒薬する行動がある．
不均衡状態は一緒に生活する家族にどのような影響を与えているか	妻は夫が心臓移植も考えなくてはならない病気であると聞いているのに，夫がいらいらするばかりで今後のことを何も話し合おうとしてくれないため，今後のことが不安でたまらないと感じている．

　これより，Gさんの不均衡状態は，問題解決要因が3つとも欠けている状況（病状を現実的に捉えられていない，妻や看護師から社会的支持を得られていない，適切な対処機制が用いられていない）によって生じていることが分かりました．さらにGさんは，不均衡状態によって，強い不安による不眠・いらいらした気持ちなどの精神症状を生じ，活動低下・食事摂取量低下など日々の生活にも支障をきたしています．また，夫の精神症状によって妻にも不安が生じています．

　看護介入では，1）不均衡状態によって生じている問題点（Gさんの精神症状・活動低下，妻の不安）の解決，2）3つの問題解決要因の提供や強化，を焦点に計画立案します．

❷ 計画立案と介入

（不均衡状態によって生じている）問題点を解決できるように介入する	・強い不安による不眠，いらいらした気持ち，活動性の低下，食事摂取量の低下があることから，抑うつ状態が疑われる．精神科の介入を調整し，治療を受けられるようにする． ・日中は無理に起こさずに，睡眠や休息を十分に取れるように配慮する． ・身だしなみを整えられない等のセルフケアの低下に対しては，本人の意向を尊重しながら見守ったり，できないようであればケア介入したりする．
・問題解決要因の提供や強化を図る	①出来事に対する現実的な知覚の提供・強化 ・抑うつ状態の原因となっているのは，突然の心不全発症と根本的治療がない心疾患と診断されたことで，自分の予後がもう短いのではないか，仕事を辞めなくてはいけないから家族を路頭に迷わせるのではないかというストレスである． ・病状や予後について医師からどのような説明を受けたのか確認する ・治療や今後のことで疑問や不安があれば遠慮なく聞くように伝える． ・抑うつ状態が軽減した頃に，病気の現状や予後，治療や心不全の療養行動を確実に実施することで，病気の進行を遅らせることができると説明する．また，仕事は必ずしも辞める必要はなく，現在の心機能と，普段の仕事内容やライフスタイルによる活動負荷とを照らし合わせて，今後の働き方をGさんとともに検討することを伝える．

②社会的支持の提供・強化

・キーパーソンである妻に，夫の病気の現状・予後を正確に理解してもらう，大きなストレスを抱えた結果，心身に症状が出ている夫の状況を理解してもらう，そのうえでGさんの気持ちを共感的に聞いてほしいことを伝える．

・不安を抱えている妻の気持ちにも寄り添い，夫が入院中の家庭を守りつつ夫を支えようとしていることをねぎらう

・看護師もGさんの支持者であることを理解してもらえるように，Gさんのことを気にかけている態度を意識する．Gさんが望むこれからの生活が送れるように一緒に話し合ったり支えていきたいと考えていることを伝える．

・仕事の継続方法について具体的に検討していく段階に入ったら，会社の上司や同僚にも仕事を継続するうえでのGさんの支持者となってもらえるように，現在の病状やどのような仕事内容なら可能かを，医療者・本人・会社の上司を交えて話し合う場をもつ．

③対処機制の提供・強化

・抑うつ状態による思考・集中力の低下の可能性があるため，まずは情動中心のコーピングに焦点を当て，症状が落ち着いてきたら問題中心のコーピングを取り入れていく．

・心身のエネルギーが充足されることは対処機制の原動力となるため，睡眠・休息の確保や抑うつ状態に対する治療を行う．

情動中心のコーピング

・心理的な不均衡状態であり，否認という対処も当然であることを医療スタッフが共通認識する

・ありのままの感情や思いを表出してよいことを伝える．

・つらい気持ちや焦りを傾聴する．

・感情の表出を抑えている患者には「夜眠れないのはつらいですよね」「心臓病と聞いてびっくりされましたよね」など患者の思いを代弁するような声かけを行う．

・診断を受けてからつらい思いで過ごしてきたことをねぎらう．

問題中心のコーピング

・Gさんが病状や予後についての現実的に理解したうえで，心機能に見合った仕事内容について，本人・会社の上司・医療者を交えて相談していく．

・これまでのGさんの人生を通して，困難を乗り越えてきた経験について一緒に振り返り，これまでどのように対処してきて，今回活かせそうなことはないか検討する．また，困難を乗り越えた体験を認めることは，今後問題に対処していくうえで大きな自信となる．

❸ **評価**

　介入によって不均衡状態を解消できたか評価しましょう.

・抑うつ状態への薬物治療（睡眠薬，抗うつ薬等）を開始して，睡眠・食事・セルフケアの状況は徐々に改善した【対処機制の原動力の提供】.

・妻が夫の支持者となるように，病状や夫の状況の理解を促して夫に共感的に接してもらったり【社会的支持の強化】，否認の対処を否定せず共感的態度で感情表出を促すなか【情動中心の対処の提供・強化】で，妻や看護師に不安な気持ちを吐露したり，仕事が生きがいであること，詳しい仕事の内容，経済的に家族を支える責任感やプライドを話してくれるようになった.

・医師より，継続した治療や療養行動をきちんと行えば病気の進行を遅らせることができるという説明を本人と妻に再度行い【現実的な知覚の提供・強化】，G さんは自分が療養行動を実施することによって予後が変わることを理解した.

・心機能に見合った仕事内容に変更するために，今後の働き方について本人・会社上司・医療者を交えて話し合う場をもった【問題中心の対処の提供・強化】.「仕事を辞めなくてよくて本当に安心した」「子どものためにも長生きしたいから心不全が悪化しないように，内服と療養行動をがんばります」という言葉が聞かれるようになり，不均衡状態は解消できたと判断できた.

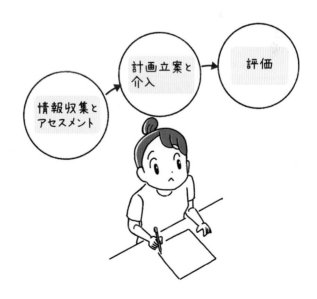

☕ 事例分析を終えて

　アギュララとメズィックの危機モデルを使って，Gさんの状況を分析することで，強い不安や不眠が続く不均衡状態のきっかけとなった出来事が明らかになりました．さらに，Gさんは3つの問題解決要因が欠けているために，結果として，不均衡状態になっていることがわかりました．同時に，おのおのの問題解決要因をどのように提供すればよいかがみえました．これで，Gさんの心身の状況に応じた声かけや説明を行うタイミングや内容が明らかになりました．

　最後にこれらの分析結果のなかで，危機モデルを使ったからみえてきた重要なポイントに着目して整理します．

❶ 不均衡状態の原因となった出来事の把握

　強い不安や不眠など不均衡状態の原因となる出来事を明確にすることは，「出来事に対する本人の知覚」（93頁）を明らかにするうえでの大きな手がかりとなります．Gさんの場合，いままで大病なく過ごしてきたのに拡張型心筋症と診断され，進行性の病気で根本的な治療方法はなく，将来的には心臓移植も必要になる可能性があるという説明を聞いたことが不均衡状態の原因となる出来事でした．

❷ 問題解決要因の提供・強化

①出来事に対する現実的な知覚の提供・強化

　Gさんは，病状や治療への誤解が原因で，「あと何年も生きられない」「家族を養うための仕事を継続できない」と思い込んでしまい，強い不安を抱えるにいたったことがわかりました．しかし，Gさんの抑うつ状態が改善し，正しい判断ができる時期を見計らって病気や治療の情報を提供することで，自分が治療や療養行動に真剣に取り組むことで病気の進行を遅らせることができること，現在の心機能でも仕事内容の多少の変更により仕事を継続できることを理解しました．Gさんは，予後について現実的な知覚ができるようになりました．

②社会的支持の提供・強化

　キーパーソンである妻に夫を支えてもらえるように，病状や予後，夫の状況の理解を促し，そのうえで夫に共感的に接してもらうよう依頼しました．また，今後への不安を抱える妻の気持ちにも寄り添い，夫を支える妻をねぎらいました．身近な看護師もGさんの支持者であるとわかってもらえるように共感的な態度や傾聴を行うことで，対処機制としての感情表出につながりました．誰に相談していいかわからないと問題を一人で抱え込んでいたGさんは，身近な妻や看護師が自分の支持者であるとわかり，とても心強く感じたことでしょう．

　さらに，心機能に応じた働き方について会社上司を交えて話し合うことで，上司はGさんの体調を理解でき，今後体調に合わせて働き方を調整していくうえでの頼れる支持者となることでしょう．

③対処機制の提供・強化

　Gさんは命にかかわる病気に初めてかかったことから問題解決につながる効果的な対処が

できずに，心臓病の事実を否認する対処によって自分を保とうとしていました．睡眠・休息の確保や抑うつ状態の治療は，対処機制の原動力となる心身のエネルギー充足の意義がありました．

　情動中心の対処を焦点として，否認という対処を否定せず，感情の表出の促しや代弁，傾聴，つらさのねぎらいを行った結果，不安な気持ちの吐露だけでなく仕事内容や仕事に対する思いを話すようになり，信頼関係の構築や働き方への看護介入につながりました．

　そして，「治療や療養行動次第で病気の進行を遅らせることができる」という現実的な知覚を得た後に，心機能に見合った仕事内容についての相談の場をもつことで，仕事や生活に関する不安について本人が解決策を見出す機会となり，問題中心の対処の提供につながりました．

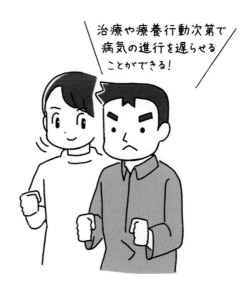

理論のひとかけら

　アギュララとメズィックのモデルでは，対象者がもつ対処機制を分析し，看護介入として対処機制の提供・強化を行いました．

　同じようなストレス刺激を経験しても，人によって対処行動が異なるのはなぜでしょうか？　人はストレスとなる出来事によってストレスフルな状況になった時に，「この状況に適応するには一体何ができるだろうか」という評価を行います．情動中心の対処は，状況を自分の力では変えることができないと評価される時に行われます．一方，問題中心の対処は，状況を自分の力で変えることができると評価される時に行われます．この評価は，その人が対処の原動力となるものをもっているかどうかによって影響を受けます．

　対処の原動力や具体例を**表**に示します．

対処機制の原動力になるもの	具体例
健康とエネルギー	疲労消耗や衰弱している人は，健康でたくましい人よりストレスに対処するエネルギーは少ない．
自分に対する積極的な信念	希望を見出せること． 自分が経験したことをよい方向へ解釈できる能力． その状況を自分の力でなんとかできると判断できること．
問題解決の技能	適切な情報を収集する能力． 何が問題であるのか？　を明らかにする状況分析能力． 適切な対処機制の選択，それを実践する能力．
ソーシャル・スキル	さまざまな人たちと適切な行為を営み，効果的なコミュニケーションを営む能力．
社会的支援	感情的，情報伝達，実際の行動を通して自分の心を支えてくれる身の回りの人々．
物質的なもの	金銭，金銭を用いて求めることができる奉仕，物品．

　対処機制の提供・強化の看護介入を行う際に，これらの原動力を考慮することで，看護介入のバリエーションが増えるのではないでしょうか．

引用文献

1) ドナ C アギュララ：第3章　危機介入への問題解決アプローチ　危機介入の理論と実際（小松源助ほか訳），p19-32，川島書店，1997

参考文献

1) 小島操子：アグィレラの危機問題解決モデル　看護における危機理論・危機介入，第4版，p73-77，金芳堂，2018
2) 山瀬博彰：危機理論と危機モデル"アギュララの問題解決モデル"　救急・重傷患者と家族のための心のケア，p40-42，メディカ出版，2010
3) ドナ C アギュララ：第3章　危機介入への問題解決アプローチ　危機介入の理論と実際（小松源助ほか訳），p19-32，川島書店，1997
4) 山瀬博彰：3章　危機理論を実践で生かす！事例で分かる患者・家族ケア"内科系疾患の進行で不安定な心理状況に陥った患者"みんなの危機理論，p118-125，メディカ出版，2013
5) リチャード S ラザルス　ほか：第6章　対処のプロセス　ストレスの心理学（本明 寛ほか訳），p155-177，実務教育出版，1991

8

自己効力理論（セルフエフィカシー）

事例 副作用で食事摂取が困難となり，退院に不安があるHさん

■Hさん，男性50歳代後半，会社員，妻と二人暮らし，娘は県外在住．

■診断名：食道がん（既往歴はなし）

■現病歴：半年ほど前から食事時のつかえ感を自覚していたが，仕事が忙しかったこともあり受診せず．5月の会社の健診で異常を指摘され甲病院を受診し，精密検査の結果食道がんと診断された．外来でHさん，妻に対し，主治医は手術はできない状態で，化学放射線療法をすすめた．Hさんは，両親もがんで亡くなっており，ある程度覚悟はしていた．一人娘が結婚するまではがんばりたいと話した．その後，化学放射線療法目的に入院した．入院時はつかえ感がありながらも常食を7割ほど摂取できていたが，治療開始3週目より徐々につかえ感が悪化し，しみるような痛みも出現した．全粥に食事が変更になり，粘膜保護薬が処方されたが症状は悪化していった．6週目には悪心と嘔吐で食事摂取量は1割程度となり，中心静脈栄養が開始された．症状の悪化とともにHさんの表情は暗くなり，口数も少なくなった．

■Hさんの言動：入院当初は治療に前向きで次のように話していた．

・父親も30年前に食道がんで手術したけどだめだったんだ．手術の傷がすごく痛くてみていてつらかった．だから自分としては手術はしたくなかったんだ．いまは医療もすすんでいるから抗がん薬で吐きっぱなしということはないだろうし逆によかったなと思っている．放射線も痛くもかゆくもないしこれなら退院してすぐにまた仕事に戻れそうだよ．

治療6週目，暗い表情でぽつぽつ次のように話した．

・食べられないのが，とにかくつらい．いまはまた吐いちゃうかと思うと水を飲むのも怖い．

・同僚からはグルメだって言われるほどで，昼休みにもおいしいご飯を食べに行っていたんだ．休みの日は家族でそばを食べに長野に行ったり楽しんでいたのに．

・入院前に半年で5kg減った時はダイエットになったと思っていたけど，治療してからますます痩せてきちゃって．食べないともっと痩せてしまうよね？

・こんなんで仕事がまたできるようになるんだろうか．迷惑はかけられないから退職するしかないのかな．同期はまだまだ働き盛りでがんばっているのに．

・娘の結婚式が来春に決まったんだけど，こんな状態じゃ出られないよ．情けなくて娘に合わせる顔がないから病院には来るなって言ってあるんだ．

・もうすぐ治療も終わるけどこんな状態じゃ家に帰れないよ．

H さんの言動から看護師は何を思ったのか

　H さんにいまの気持ちを聞かせてほしいと伝えると，ぽつぽつと話してくれました．それを聞いた看護師が感じたこと，考えたことを表に整理します．

H さんの言動	看護師の思考
「父親も 30 年前に食道がんで手術したけどだめだったんだ．手術の傷がすごく痛くて見ていてつらかった．だから自分としては手術はしたくなかったんだ．いまは医療もすすんでいるから抗がん薬で吐きっぱなしということはないだろうし逆によかったなと思っている．放射線も痛くもかゆくもないしこれなら退院してすぐにまた仕事に戻れそうだよ」	がんが進行した状態でみつかったのに前向きだなと思っていたけど，お父さんのことがあったから，手術ができないことに悲観的ではないんだ． 化学放射線療法に対しても悪いイメージはないんだ． 仕事が H さんにとって大事なんだな．
「食べられないのが，とにかくつらい．いまはまた吐いちゃうかと思うと水を飲むのも怖い」	食べられないことが H さんのいちばんのつらさなのかな． 吐くかもと思うと水を飲むのも恐怖なんだな．
「同僚からはグルメだって言われるほどで，昼休みにもおいしいご飯を食べに行っていたんだ．休みの日は家族でそばを食べに長野に行ったり楽しんでいたのに」	グルメだと言われるぐらい食べることが H さんにとって大切だったんだ． 家族もそれを知っていたなら今の H さんのつらさもわかるんだろうな．
「入院前に半年で 5 kg 減った時はダイエットになったと思っていたけど，治療してからますます痩せてきちゃって．食べないともっと痩せてしまうよね？」	がんによる体重減少が半年前からあったんだ．その時は気にしていなかったけど，いまは痩せたのがつらさになってるんだ． 食べないといけないと思って無理しているのかもしれない．
「こんなんで仕事がまたできるようになるんだろうか．迷惑はかけられないから退職するしかないのかな．同期はまだまだ働き盛りでがんばっているのに」	仕事が大事な H さんだから，退職するのはつらいだろうな． まだ 50 歳代で仕事ができなくなるのは疎外感や孤独感があるんだろう．

「娘の結婚式が来春に決まったん だけど，こんな状態じゃ出られ ないよ．情けなくて娘に合わせ る顔がないから病院には来る なって言ってあるんだ」	最初の治療の目標に結婚があったけど，その時は具体的に 決まってなかったから，家族が予定を早めたのかな． 結婚式が前向きな気持ちにつなげられないんだ． 父親としての情けなさもあるんだ． 家族を大事にしていたHさんだし本当は娘さんの顔もみた いのだろうな． 何か自分にできないかな．
「もうすぐ治療も終わるけどこん な状態じゃ家に帰れないよ」	Hさんは後2週間で治療が終わるから，退院できるかどうか や退院した後の生活も心配なのだろう．

　看護師は，Hさんの言動から，「同じ食道がんのお父さんの体験を自分の治療への前向きな 気持ちにつなげ」「家族や仕事を大事にしている気持ち」から，治療に前向きだったHさん が，「食事が大切だった生活をしていたのに食べられないつらさ」「また吐いてしまうかと思 うと水を飲むのも恐怖」「食べないといけないと思い込んでいる」「退職しなければならない のかという喪失感」「父親としての情けなさ」から，治療の目標だった娘に面会に来るなと 言ってしまっている状況を理解しました．また，Hさんの話から「家族もHさんが食べられ ないことのつらさをわかり」「がんの病期から結婚式を前倒ししたのかもしれない」ことがわ かりました．

　看護師はHさんが娘に面会に来るなと言っているのは本心ではないだろうと思いながら， すぐにはHさんが満足するほど食べられるようになるのは難しいという現状から，どうすれ ばHさんがまた治療に前向きになってくれるのかがわからず，戸惑っています．また，Hさ んの病期から，いつかは仕事を退職せざるを得なくなる可能性が高く，今後さまざまな喪失 体験を繰り返すことが予想され，その時にHさんが自分の力で乗り越えられるような支援が 必要だと看護師は考えていますが，具体的にどうすればいいかがわかりません．

　皆さんなら，症状がありながらも，Hさんが父親としての自信を取り戻し，治療に前向き に取り組めるようになるために，Hさんの気持ちをどのように支え，どのように声かけをし ていったらよいと思いますか？

　ここからは理論を用いて，さらに事例を分析し，Hさんに必要な看護とは何かを導き出し てみましょう．まずはこの章で扱う理論を紹介します．

自己効力理論の紹介

　この章では自己効力（Self-efficacy）理論について扱います．この理論は心理学者である
アルバート・バンデューラー（Albert Bandura）博士によって 1977 年に提唱した社会認知
理論（社会的学習理論：翻訳）のなかで紹介されました．

　自己効力感は，人がある状況において達成しようとする課題や求められている行動，たと
えば食事療法，運動療法や感染予防行動をする時に，この行動を実現させる能力を自分がも
ち合わせていると思うかどうかの認知をいいます．

　バンデューラーは，人の行動を決定する要因には，先行要因，結果要因，認知要因の 3 つ
があるとしています．このうち先行要因の予期機能が重要であり，これには効力予期と結果
予期があると説明しています（**図 1**）．

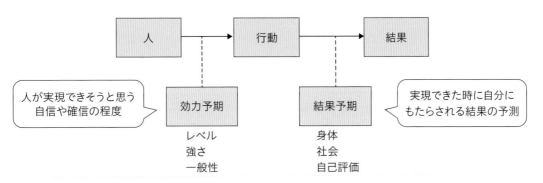

図 1　効力予期と結果予期の関係

　効力予期は，人が実現できそうと思う自信や確信の程度をさし，それを規程する 3 つの次
元（レベル，強さ，一般性）があります．結果予期は，行動を実現できた時に自分にもたら
される結果の予測です．結果予期にも 3 つの下位概念（身体，社会，自己評価）があります
（**表 1**）．

表1　効力予期を規程する次元と結果予期の下位概念

	次元	内容		下位概念	内容
効力予期	レベル	行動が易しいか難しいのか，どの程度できそうかの見通し．	結果予期	身体	身体的に心地よさや快の感覚が得られる肯定的と反対の否定的がある．
	強さ	その行動を確実にできるかどうかの確信のこと．		社会	行動を行うことで他者に承認される，金銭・地位が手に入ること，またはその逆の出来事になる．
	一般性	獲得した行動に対する自己効力感が，違う状況でどの程度まで一般化できるか．		自己評価	自己満足，自己価値が高められること，またはその反対に不満足や価値観が低下する．

　　バンデューラーは結果予期と効力予期との関係は，それぞれの予期の高低により下記の4パターンがあると述べています（**表2**）．

パターンⅠ：結果予期・効力予期ともに高くもっています．

パターンⅡ：結果予期は高くもっていますが，効力予期は低くなっています．

パターンⅢ：結果予期は低いですが，効力予期は高くもっています．

パターンⅣ：結果予期・効力予期ともに低くなっています．

　　自己効力感が高まるような支援をしていきます．

表2　結果予期と効力予期との関係：パターン分析と看護支援

パターン	結果予期	効力予期	傾向・特徴	看護支援
Ⅰ	＋	＋	目標を高く設定しやすい	適切な目標設定の支援
Ⅱ	＋	－	行動する能力に自信がない	成功体験，モデリング，言語的説得
Ⅲ	－	＋	結果を否定的に考え，行動におこせない	否定的に考える理由の把握，思い込みの修正，リフレイミング
Ⅳ	－	－	病気，病状に無関心・無気力	傾聴により関係性を築く

自己効力理論の型紙

▶ 効力予期と結果予期

❶ まず対象者の取り組む課題や行動について，結果予期と効力予期の情報把握を行い，パターン I から IV のどれにあてはまるか分析します．

❷ 次にパターンに沿って支援方法を考えていきます（表2）．

　パターン I は良好な健康管理行動をとることができ，満足感も高まります．看護師は適切な目標設定ができるよう支援します．パターン II は成功体験やモデリング，言語的説得など効力予期を高める支援が有効です．パターン III は結果を否定的に考え，行動に移すことができません．情報把握からはじめます．パターン IV はまず傾聴により関係性を築いていきます．

　バンデューラーは結果予期よりも効力予期が高いと行動が促進されると述べています．そして，自己効力感は自然発生的に生じるのではなく，次の4つの情報源から生まれ，促進されるとしています．①遂行行動の達成　②代理的経験　③言語的説得　④生理的・情動的状態です．①から④のどれか，あるいは組み合わせて方略として用いていきます．

　具体的な方略を表3に示しました．ステップ・バイ・ステップ法は小さな目標を設定し，階段をあがるように学習をすすめ，「できた」という成功体験を積み重ねていきます．リフレイミングというのは心理学で使用されており，ある事柄を，いままでとは別の視点で見直す，つまりいろいろな角度から物事をみることです．コップに水が半分入っている時に，「半分しかない」と考えるのか，「半分もある」と考えるのか，同じ事柄でも「半分もある」の方が積極的なとらえ方になります．

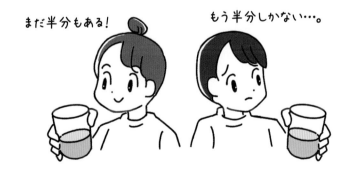

表3　自己効力に影響する4つの情報源と方略と注意点

自己効力感の情報源	方略（具体例）と注意点＊
遂行行動の達成（自己の成功体験）： これまでに同じか，または似たような行動をうまくやることができた経験がある	・小さな成功体験を積み重ねる：ステップ・バイ・ステップ法．取り組みやすく，短期間で達成可能な目標を立て成功させる． ・成功した類似体験を思い出してもらう． 「前に似たような体験をした時に，どんな対処をしましたか．どうやったら，うまくいきましたか」 ＊失敗体験がないかどうかも把握する　思い込みを論破する．
代理的経験（モデリング）： 人がその行動をうまくやるのをみて，自分でもやれそうだと思うこと	・似たような状況にある人の成功体験や問題解決法をみせる．年齢・性別・置かれている状況などが似ている人が，ある行動をうまくやるのをみて，「自分にもできそうだ」と思ってもらう． ＊モデルを選ぶ時に，できすぎる人や失敗体験ばかりを語る人は避ける．
言語的説得： 自分はその行動をうまくやる自信がなくても，人から「あなたならできる」と言われること	・説得力のある人，たとえば，その行動をうまくできる人や多くの人をみてきた専門家などに「あなたならできる」と言われる． ・やった行動をほめられる，評価される． ・言葉や態度で支援され，「認められている」と感じる． ＊無関心・無視，やっていることを認められないと感じることはマイナス．
生理的・情動的状態： その行動をする，課題を達成したことで生理的状態や感情面で変化がおきること	・感動や爽快感，達成感，高揚感などを感じてもらう．成功体験がおこった時にほめたり，共感したり，ポジティブな反応を高める． ・リラクゼーション・リフレーミング． ＊疲労，不安，痛み，空腹などのマイナスの反応を感じること．

型紙を使った事例分析（ケアの可視化）

❶ H さんの効力予期と結果予期の関係

　H さんは，がんの病態と化学放射線療法の影響で嚥下障害や悪心があります．そのため食べることの見通しが立っていません．このような時にも自分が主体となり症状や副作用マネジメント行動をとり，食べられるようになることは，治療をうまく乗り越えるために不可欠なことです．看護師は，H さんの状況を受け止め，できる自信や意欲が保てるようにこの理論を用いて支援することを考えています．

　まず，H さんの状況を効力予期と結果予期から考えてみましょう．

効力予期	レベル	水を飲むのでさえ恐怖を感じてしまう H さんにとって食事をセルフマネジメントすることはとても難しいと感じています．
	強さ	H さんは現時点では食事のマネジメントが確実にできると確信することができません．しかし，もともとは食事への関心も高く，自分でマネジメントすることができており能力はあると考えられます．
	一般性	今回，食事のマネジメントを通して自己効力感が高まれば，父親役割への喪失感や今後おこりうるさまざまな喪失体験への対処に役立つと考えられます．
結果予期	身体	H さんは食事への関心は高く，食べることは本来楽しい時間でした．もし H さんが少しでも「自分で食べられた」と考えることができれば，食事への楽しみを取り戻せるかもしれません．
	社会	食べられるということは，H さんにとって家族と一緒に食事ができるという家族関係を強化する働きがあります．
	自己評価	大事にしていた食事すら満足にできない現状は H さんの自己評価を低下させ，父親としての情けなさや仕事ができない疎外感にもつながっています．しかし本来 H さんはさまざまな困難を自分で乗り越えてきたという自尊感情は高い人でした．たとえ少しでも自分でマネジメントできたという自己効力感が高まれば，H さんにとっての自己の存在価値を回復することにつながると考えられます．

　つまり，H さんの結果予期は高くもっていますが，効力予期が低くなっている，パターンⅡであることがわかります．パターンⅡは成功体験やモデリング，言語的説得など効力予期を高める支援が有効です．そのため4つの情報源に沿った具体的な方略を考えてみましょう．

Hさんの自己効力に影響する4つの情報源と具体的な方略を**表**にします.

情報源	方略（具体案）
遂行行動の達成	・ステップ・バイ・ステップ法を用いて達成可能な目標をHさんと一緒に設定する. ・Hさんが症状の変化をセルフモニタリングできるよう日誌をつけるよう提案する.
代理的経験（モデリング）	・「同じ治療をしていた人はこういう工夫をされていました」など具体的な対策を情報提供する. ・可能であれば同じ治療をしている入院患者を紹介する. ・Hさんが希望した場合は，患者会やがんサロンの情報を提供する.
言語的説得	・症状が緩和しなくても，まずはセルフモニタリングできていることを承認する. ・Hさんのセルフモニタリングが医療者のアセスメントにも重要な資料であることを保証する. ・さまざまな工夫をしようとするHさんの意欲を承認する. ・過去に困難があった時にどのように対処してきたのかを問いかけ，Hさんが自分の力を信じられるよう促す. ・Hさんの工夫で少しでも飲んだり食べたりできた時にはその小さな変化にHさんが自分で気づけるよう促す. ・治療6～9週目が症状のピークであることが多く，徐々に緩和されることなど今後の見通しを伝えながら，意欲が維持できるよう声かけする.
生理的・情動的状態	・現在の食事摂取量不足は一過性であり，中心静脈栄養で栄養補給はできていることを伝え，食べなければいけないという思い込みを論破する. ・食べることを義務ではなく，楽しみにできるよう気づきを促す. ・「ちょっとしか食べられない」から「ちょっとでも食べられた」と認識が変化するようプラスのフィードバックを繰り返し行う. ・リラクゼーションの手法など，気分転換の方略を伝える.

事例分析を終えて

　Hさんの現状を，自己効力理論を用いてアセスメントしてみると，4つの情報源から具体的な方略まで導き出すことができました．次に，実際にHさんに実施した4段階の看護とその結果をみてみましょう．

	情報源	介入の意図	実施内容	結果
第一段階	言語的説得	まずは食べられないことに意識が集中してしまい負の連鎖におちいっている状況を打破する．	過去に困難があった時にどのように対処してきたのかを問いかけ，Hさんが自分の力を信じられるよう促す．	Hさんは，仕事で大変だったとき，子どもの頃の苦労話などをしながら，「あんなこともあったけど，そのたびに自分の力でなんとかやってきたんだ」と自分が本来もっている力に目を向けることができました．
第二段階	遂行行動の達成	記録をつけることが得意なHさんにセルフモニタリングしてもらうという達成可能な短期目標を立てる．	セルフモニタリングできるよう「つかえ感や疼痛の変化，悪心や嘔吐の誘発因子，比較的食べやすいと感じた食品」を日誌につけるよう提案する．	Hさんは体温や血圧などを記載していた日誌に，症状などを書き足すことで無理なく継続することができました．
第三段階	言語的説得	日誌のふりかえりをHさんと行うことでプラスのフィードバックをする．	セルフモニタリングできていることの承認と有用性を保証する． 日誌をみながら比較的食べやすい食品やタイミングを話し合う．	「茶碗蒸しやプリンが食べやすいみたいだ．酢の物は食べたいけどしみるからダメだ．朝の方が夕方より食べられる．微炭酸でうがいをするとさっぱりする．痛み止めは40分前に飲むといいみたい」とHさんなりのパターンや対処法を考えられるようになりました．

第四段階	言語的説得	Hさんが自己対処しようとしていることを承認し，小さな変化をフィードバックしながら焦らないよう促す．	Hさんの工夫で少しでも飲んだり食べたりできた時にはその小さな変化にHさんが自分で気づけるよう促す．	「今日も食事を1割しか食べられなかった」と話すHさんに対し「プリンは半分も食べられて，卵，牛乳，砂糖とご飯より栄養がありますね．アイスを口のなかで溶かして食べていた人もいますよ」伝えました．すると「そういえば前は全然食べられなかったからそれよりはいいよね．プリンやアイスだと日持ちもするし家でも買いだめできる」と話しました．
	生理的・情動的状態		うまくいかない時は，現在の食事摂取量不足は一過性であり焦らないよう伝える．	
	代理的経験		ほかの患者が行っていた対処法を提案する．	

　その後，Hさんは食事量が徐々に増加し，中心静脈栄養は終了となりました．退院時にもつかえ感や軽度疼痛がありながらも，食事内容の工夫や鎮痛薬内服の自己調整をしながら「だいたいのパターンがわかったし，これなら家に帰っても続けられそう」と自己効力感が向上しました．また，「こうやってがんばっている姿を娘にみせるのも大事なんだよね．妻にも協力してもらってやっていくよ」と父親としての新たな役割も見出すことができました．

理論のひとかけら

　アルバート・バンデューラー（Albert Bandura）はこれまでの学習理論の定説を打破し，新たな理論を打ち出しましたが，その時代背景をみてみましょう．

　バンデューラーは1925年カナダのアルバータ州マンデンにおいてポーランド人の父とウクライナ人の母との間に6人目の長男として誕生しました．地元の学校は教師が少なく，生徒の自主性に頼らざるを得ませんでした．この自己主導の学習経験が学習をすすめるという考えの基盤になりました．その後ブリティッシュ・コロンビア大学で学び，卒業後アイオワ大学の修士・博士課程にすすみ，臨床心理学学位を取得しました．学習理論を深め1964年カルフォルニアのスタンフォード大学で教授となります．

　1940・50年代において，学習は報酬と嫌悪刺激（罰）によって決定されるというオペラント条件づけ理論による行動主義の考えが主流になっていました．バンデューラーは1961年「ボボ人形実験」を通し，「学習は他者を観察し模倣すること（モデリング）で達成される」という考えにいたりました．実験は，子どもを実験群と対照群に分け，実験群の子どもには一人の大人がボボ人形に乱暴しているのをみせました．その結果，実験群は対象群の子どもよりも攻撃を加えました．このことからバンデューラーは，学習は明らかな強化という報酬や罰を与えなくともほかの人の行動を観察して模倣（モデリング）することにより成り立つことを理論化しました．1977年この考えを「社会的学習理論」として出版しました．

　その後，社会的認知理論を発展させ1997年「激動社会の中の自己効力」が出版，自己効力理論を確立し，この理論は心理学，教育学や社会学に大きな影響を与えることになりました．1990年代には多くの賞を受賞し，2015年アメリカ合衆国大統領から科学や工学などの貢献者へ贈られるアメリカ国家科学賞を授与されました．

参考文献

1) 安酸史子：糖尿病患者のセルフマネジメント教育―エンパワメントと自己効力　改訂2版，p113，メディカ出版，2010
2) 横山悦子，岡本里香，坪井桂子：3-3自己効力理論. ナーシング・グラフィカ成人看護学1セルフマネジメント，第3版（安酸史子ほか編），p53-70，メディカ出版，2015
3) アルバート・バンジューラ：激動社会の中の自己効力（本明寛，野口京子監訳），金子書房，1997
4) キャサリン・コーンほか：人間の行動のほとんどは，モデリングをつうじて学ばれるアルバート・バンデューラー. 心理学大図鑑（小須田健訳），p286-291，三省堂，2013

9

マステリー

事例 長期にわたる化学療法で治療のストレスを抱えるⅠさん

■Ⅰさん，女性 30 歳代前半，夫と娘（幼稚園児）と三人暮らし，専業主婦
■診断名：下行結腸がん術後
■現病歴：201X 年 7 月に下血を伴う便通異常を主訴に近医を受診し，精査加療目的でがん専門病院に紹介受診となった．亜腸閉塞と肝転移をともなう下行結腸がんが疑われ，10 月に腹腔鏡補助下左半結腸切除術が施行された（Stage Ⅳ）．術後 1 ヵ月後〜抗がん薬治療：1st line で Bmab＋mFOLFOX6 療法が外来で開始され，Ⅰさんは悪心や倦怠感等の有害事象をマネジメントしながら治療を続けた．8 コース後に肝転移の縮小が認められ，拡大肝右葉切除術が施行され，術後 mFOLFOX6 療法を 4 コース行い治療終了となった．しかし，治療終了 3 ヵ月後，再び肝転移がみつかり治療が再開された．Ⅰさんは脱毛を受け入れ，2nd line：RAM＋FOLFIRI 療法を 12 コース続けたが，主治医より腹膜播種の増大にともない，3rd line：CPT–11＋Pmab 療法への治療変更が提案された．
■Ⅰさんの言動：Ⅰさんは泣きながら次のように話された．
・がんが大きくなった．治療がまた変わる．治療が効かなくなる度に，こうやって命が短くなっていくんだなぁ，自分の細胞なのにがんに殺されていくんだなぁって不安になる．
・治療を続けてずっとがんと闘わなければならないのですよね．そうやって時間もどんどん短くなっていくんですよね．
・新しい治療のリズムをつかむのもストレス．やっといまの治療に慣れたのに．新しい治療と副作用と生活のリズムをつくるのもしんどい．
・Pmab（ベクティビクス）では皮膚障害が出ると聞いた．命にはかえられないけれど，髪が抜けたうえに顔に皮疹が出るのはたえられない．
・髪はウイッグでごまかせるけれど，皮疹はマスクで隠しきれるだろうか．皮疹だらけの顔の私を，娘や娘の友達，ママ友達はどう思うだろう．見た目だけでも普通のママでいたい．
・通院や治療のきつさで娘と十分遊んであげられない．いろんなことを我慢させてしまって申し訳ない．
・Pmab の副作用は爪にも出ると聞いた．そんなことになったら家事もできない．これ以上家族に迷惑をかけるわけにはいかない．
・私の病気に合う治療法がないかと，家族は必死になっている．私の病気は治らないのに……．たくさんのお金と心配をかけて，先に逝く私はなんて親不孝なんだろう．

🗨️😊 I さんの言動から看護師は何を思ったのか

　看護師は，I さんの言動から「がんが進行していて不安や恐怖を感じていること」「治療を続けていくうえでストレスや副作用で髪が抜けたり顔に皮疹が出ることを耐えがたく思っていること」「家族にこれ以上迷惑をかけたくないと思っていること」等を理解しました．また，I さんが娘に対してどのようにどのように思っているかを知ることができました．

I さんの言動	看護師の思考
「がんが大きくなった．治療がまた変わる．治療が効かなくなる度に，こうやって命が短くなっていくんだなぁ，自分の細胞なのにがんに殺されていくんだなぁって不安になる」	病気が進行したことだけでなく，治療が次々に変わっていくことは I さんにとってかなりの精神的ストレスになっているんだろうな．さぞかしつらいだろうな．
「治療を続けてずっとがんと闘わなければならないのですよね．そうやって時間もどんどん短くなっていくんですよね」	手術をして抗がん薬，さらに手術，そして抗がん薬．やっと治療から解放されたかと思ったら再発してまた治療．I さんはずっとがんと闘っていて，治療に支配されて生きているように感じているんだろうな．
「新しい治療のリズムをつかむのもストレス．やっといまの治療に慣れたのに．新しい治療と副作用と生活のリズムをつくるのもしんどい」	新しい抗がん薬の有害事象をつかみながら，生活のリズムを整えていくのって，相当大変だろうな．I さんが抱えているいろいろなストレスに対応していけるように，どんな支援をしたらいいだろう．
「Pmab では皮膚障害が出ると聞いた．命にはかえられないけれど，髪が抜けたうえに顔に皮疹が出るのはたえられない」	少しでも長く生きるために必要な治療とはいっても，有害事象で髪が抜けたり皮疹ができたりして見た目が変わるのは相当つらいだろうな．
「髪はウイッグでごまかせるけれど，皮疹はマスクで隠しきれるだろうか．皮疹だらけの顔の私を，娘や娘の友達，ママ友達はどう思うだろう．見た目だけでも普通のママでいたい」	治療の有害事象で見た目が変わることは，I さん自身のことだけじゃなく，娘さんの気持ちにも影響するからつらいだろうな．I さんの気持ちがわかるな．

「通院や治療のきつさで娘と十分遊んであげられない．色んなことを我慢させてしまって申し訳ない」	娘さん4歳と幼いけれど，病気と闘っている母親をどんなふうに感じているんだろう．
「Pmabの副作用は爪にも出ると聞いた．そんなことになったら家事もできない．これ以上家族に迷惑をかけるわけにはいかない」	がんと闘っているＩさんは家族に迷惑をかけているって思っているんだな．家族に余計な心配や負担をかけたくないって思うＩさんの気持ちわかるな．家族はどう感じているんだろう．
「私の病気に合う治療法がないかと，家族は必死になっている．私の病気は治らないのに……．たくさんのお金と心配をかけて，先に逝く私はなんて親不孝なんだろう．」	Ｉさんは自分の最期のことを意識し始めているようにみえる．治療を続けていくことに葛藤しているのかもしれない．Ｉさんと家族が気持ちを共有できればいいな．

　看護師は，治療の効果がみられずがんが進行し，ストレス状態にあるＩさんをなんとかしてあげたいと思いました．Ｉさんの家族への思いを知って，外見が変化することや家事役割が果たせなくなっても自分の存在意義を感じられるように支えたいと考えました．

　皆さんなら，Ｉさんのストレス状態にどのように対応しますか．がんが進行し病気や副作用，自分の人生までもコントロールできなくなったと感じているＩさん，自分の存在が家族の負担になっていると感じているＩさんにどのように対応しますか？　ここからは，理論を用いて，Ｉさんの反応を分析し，Ｉさんに必要な看護を導き出してみましょう．まずは，この章で扱う理論を紹介します．

マステリーの紹介

　この章で扱うのは，マステリー（Mastery）の理論です．

　マステリーは，1991年にヤンガー博士によって発表されました．この理論では，ストレスに対する人間の反応は，本質的に人間の存在の問題であるととらえています．人のストレス状態を「病気やその治療に関する一連の出来事に対する人間の反応であり，自分にとって大きな負担となるかそれ以上になる，しかも自らの安寧が脅かされると感じた出来事へのさまざまな身体的，心理社会的反応」ととらえています．この反応のなかには，感情や思考，認知評価に基づく対処も含み，これらのすべての反応をストレス状態といいます．看護師は常に患者さんのストレス状態に向き合います．

　この理論は，病気をはじめとする困難やストレスの多い健康状態を経験した人は，落ち込んだり，傷つきやすくなったりするだけでなく，その状態を乗り越えることやそれに対応することで適応する力やコントロールする力を獲得し，これまでより強い存在になっていくという人間の反応（マステリー）を説明した中範囲理論です．マステリーを用いた看護援助は，患者の本来もつ力に着眼しているので，身体的健康だけでなくQOLの向上，病気の受け入れだけでなく患者自身の成長発達を促すことにつながります．

　マステリーは，人がストレスや困難を乗り越えることで獲得される折り合いをつける力を，確かさ（certainty），変更（change），受け入れ（acceptance），拡がり（growth）の4つの要素を用いて説明することができるプロセスです（**図1**）．

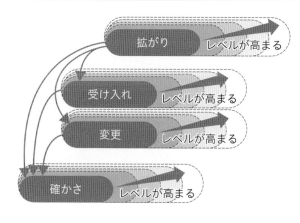

・確かさは，①変更と受け入れのどちらにも必要な条件である．②変更を決める基礎となり，また受け入れにいたる基礎にもなる．

・変更と受け入れは，拡がりの条件となり，適切な変更と受け入れのバランスをとることによって拡がりの幅を増大していく．

・変更，受け入れ，拡がりは確かさにフィードバックしてそのレベルを高める．拡がりは，変更や受け入れにもフィードバックして，それらのレベルを高める．

・マステリーを獲得するには，変更か受け入れのいずれかの状態が生じる必要がある．ただし，どちらか片方だけが生じることはなく，2つの要素は，ストレス状態に応じて増大していくが，変更か受け入れのどちらかが強く押し出される場合もある．

図1　マステリーの構造

（Younger JB：A theory of mastery. Advances in Nursing Science **14**（1）：76-89, 1991 より引用）

マステリーの型紙

4つの要素とアセスメント

　看護師は，ストレス状態にある患者がストレスや困難を乗り越えることで獲得される折り合いをつける力を4つの要素の視点（**表**）を参考にアセスメントします．そして患者個々の獲得状態に合わせて，バランスのとれた力の獲得，発揮を促す看護援助や成長，適応を促す援助を提供します．

　まずは，①情報収集し，対象の特性をとらえます．次に，②患者のストレス状態を把握します．そして，③患者の反応から困難やストレスに満ちた出来事の経験を通して獲得される力を把握します．そのうえで，④どの部分（要素）の獲得が十分でないかを4つ要素のバランス（全体）をみて理解し，看護を展開します（**表1**）．

表1　マステリーの要素とアセスメントの視点

確かさ	病気やその治療に関する一連の出来事をふりかえり，病気の体験に関する自分の感情や思いを処理しながら，これまでのものの見方や考え方に新たな視点を取り入れて，自己の確かさをもっている（もつ）状態である．
	アセスメント：確かさの程度（レベル）を把握するための視点 ・この病気になって，自分にとって何が本当に重要なことなのかをわかっている． ・この病気や病状に対する自分の理解の程度に，確信をもっている． ・この病気になって自分が経験したことが自分にとってどんな意味があるのかをよくわかっている． ・この病気になって自分が経験したことに対する自分の見方や考え方に，自信がある．
変更	病気やその治療の体験による影響（衝撃）を軽減するために自分の周囲の環境の要請または人的・物的資源を評価して，環境に対して可能な変更をしようと働きかけ（た）ている状態である．
	アセスメント：変更の程度（レベル）を把握するための視点 ・自分の病気にかかわることで，自分でできることは変更した． ・病気にかかわる状況は，自分の取り組みによって対応しやすくなった． ・病気にかかわるこれまでの経験において，私のしたことは有効であった． ・私は自分の病気にかかわることに対して，直接影響するような対処をした．

受け入れ	悲嘆のプロセスを通して，病気やその治療に関する出来事は変えられないという事実を認め，病気の体験の意味を解釈し，自己の期待や目標を現実的に統合して現状を受け入れている状態である．
	アセスメント：受け入れの程度（レベル）を把握するための視点 ・自分で変えられないことは，受け入れた． ・病気を克服しようとできる限りのことはした． ・病気になってこれまで経験したことに関して，気持ちが安らいだ． ・病気になったことを現実のこととして受け入れる．
拡がり	病気の体験を通して新しい能力を獲得して，病気やその治療を体験する前よりも強さや自己効力を感じ，これまで以上に自分の生活や人生に目的を見出して人として拡がりを得ている状態である．
	アセスメント：拡がりの程度（レベル）を把握するための視点 ・周りの人々との連帯感が深まったと感じる． ・周りの人々に強くなったと言われる． ・自分の感情や欲求をおさえる心（自制心）がよく身についた．

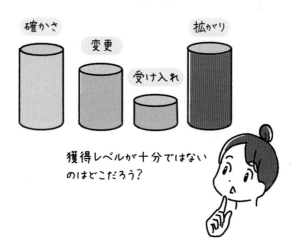

「マテスリー4要素」

確かさ　変更　受け入れ　拡がり

獲得レベルが十分ではないのはどこだろう？

型紙を使った事例分析（ケアの可視化）

　外来通院しているストレス状態にあるIさんをマステリーの4つの要素を使ってアセスメントしてみましょう（**表2**）.

表2　マステリーの要素を用いたアセスメント

	看護師の思考とマステリーの獲得レベル
確かさ	・Iさんは，大腸がんによる2度の手術や有害事象をともなう1st lineの化学療法を継続し，再発後も脱毛を受け入れ2nd lineの治療を継続してきたことから，自身の病気に向き合い，苦痛をともなう治療であっても治療は意味のあるものととらえていたと考えられる. ・Iさんは，病気の進行と時間に限りがあることの自覚，治療継続にともなう生活調整の必要，皮膚障害による避けられない外見の変化，家庭内役割の変化や家族に迷惑をかける負担感などにより，ストレス状態にある．このことにより，病気になってこれまで経験してきたことや治療を継続していくことへの意味が揺らぎ，将来の見通しも立てられず不確かな状態にあると考えられる.
変更	・Iさんは，「新しい治療のリズムをつかむのもストレス．やっといまの治療に慣れたのに」と話しているように，これまでは治療と生活を調整しながら治療を受けることができていたと考えられる. ・しかし，現在はストレス状態にあり，「新しい治療と副作用と生活のリズムをつくるのもしんどい」と話していることから，これまでの経験を活かして生活を変更していくことへの準備ができていない. ・Iさんは，「通院や治療のきつさで娘と十分遊んであげられない」「Pmabの副作用は爪にも出ると聞いた．そんなことになったら家事もできない．これ以上家族に迷惑をかけるわけにはいかない」と話していることから，治療継続にともなう有害事象の影響は考えられている．しかし，ストレスが増強しているIさんは，それらを軽減するために周囲に協力を求める視点はなく，適切な対処行動をとることができない状況にあると考えられる.
受け入れ	・Iさんは病気の再発や治療変更を体験しているが，脱毛も受け入れて治療を継続してきていることから，心理的衝撃が大きいなかでも現実に向き合い，治療の必要性を認識し，治療に臨んできたと考えられる. ・Iさんは，これまで治療を継続してがんと闘ってきたなかで再発を体験し，命がどんどん短くなる感覚を抱いていることから，現実に向き合い，精神的苦痛や将来への不安が増強していると考えられる. ・さらに，治療継続により避けられない皮膚障害やそれにともなう生活への支障に気持ちがとらわれており，病気の進行や皮膚障害の出現などを変えられない事実として認め，現実を受け入れることができない状況にあると考えられる.

拡がり	・「新しい治療と副作用と生活のリズムをつくるのもしんどい」,「家事もできない. これ以上家族に迷惑をかけるわけにはいかない」,「通院や治療のきつさで娘と十分遊んであげられない. 色んなことを我慢させてしまって申し訳ない」などの発言から, I さんは, これまでの経験をふまえ, 今後の治療による有害事象や生活への支障について, 自分ではどうすることもできないものととらえていると考えられる. ・さらに, これまでの病気体験や治療継続の意味が揺らいでいることから, 治療継続による有害事象や生活への支障に取り組もうとする意欲も低下し, 自己効力感をもつことができていないと考えられる.

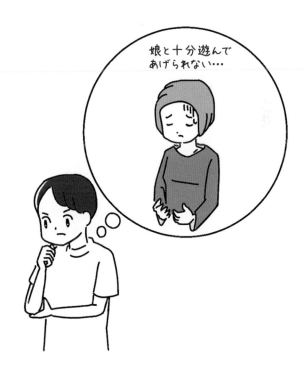

事例分析を終えて

　看護師はIさんが治療の効果がみられずがんが進行し，ストレス状態にあることはわかったのですが何をすればよいのか思案していました．3rd lineの治療が開始され1ヵ月後，Pmabの副作用の爪囲炎が出現し，Iさんは包丁を握る際に痛みを強く感じ，家事の負担を感じるようになりましたが，痛みを我慢しながら，家事を続けていました．さらに腫瘍が増大し，4th lineの治療に変更されました．病状の進行にともない，Iさんは腹痛を強く感じるようになり，ストレスも増強し，不眠が生じました．Iさんは，「いままでできていたこともできなくなっている．私はいつまで動けるのだろうか？　いつまで生きられるのだろうか？　こんなことばかりを考えてしまう」と話すようになりました．

　ここでは人がストレスや困難を乗り越えることで獲得される折り合いをつける力を説明しているマステリーの理論の確かさ，変更，受け入れ，拡がりの視点を用いて，先輩看護師と看護を展開しました（**表3**）．

表3　マステリーを活用した事例の展開

看護師の思い	看護の展開
確かさ　獲得の目標 治療の効果がなくがんが進行し，ストレス状態にあるIさんをなんとかしたい．Iさんの家族への思いを知って，外見が変化することや家事役割が果たせなくなっても自分の存在意義を感じられるように支えたい．	・Iさんのストレスが軽減できるように，がんの罹患やこれまでの病気・治療に伴う体験をふりかえる機会を設け，いまの気持ちや思いを表現できるように，対話と傾聴を繰り返す． ・Iさんの語りに合わせてこれまでの病気体験や苦痛をともなう治療を継続してきたことを労い，Iさんのがんばりや努力を認めて言葉で返す． ・治療継続によりIさんがいちばん心配している皮膚障害に対して，一緒にマネジメントに取り組むことを約束する． ・外来受診時には，Iさんががんに罹患したことや治療に関する一連の出来事，家族への気持ちなどについても語ることができるように面談の機会を継続して設ける．面談のなかで，Iさんが家族の存在や支えを実感し，病気に罹患することや治療を受けることに対して，新たな見方ができるように支える． ・Pmabの投与に伴い，顔面や背部に皮疹が出現した際に，皮疹があってもIさんらしさは何も変わっていないことを伝える． ・皮疹に対する家族の反応について聞く．

変更　獲得の目標 爪囲炎により家事への影響が出ているが，Ⅰさんが大事にしている家事役割を続けるために，周囲に目を向け，対応が難しいことは家族に委ねられるように支えたい．	・Ⅰさんの心情を理解し，がんばりを支持しながら爪囲炎のマネジメントを支え，Ⅰさんの思いが変化する時を待つ． ・家事の負担が大きくなり十分に役割を果たすことができなくなったつらさを訴えたⅠさんに対して，家族はどう思っているか問いかけ，家族の反応を確認する． ・夫や両親が受診に付き添う際に気がかりをたずね，「もっと自分達を頼ってほしい，自分たちも何か役に立ちたい．」と思っている家族の気持ちを共有し，Ⅰさんが家事役割を続けていくために，家事の一部を家族に協力してもらうことを提案する． ・Ⅰさんが家事を家族に委ねた体験をふりかえり，気持ちの変化や得られた効果を共有し，手放すつらさとがんばりを認める．
受け入れ　獲得の目標 病気の進行や治療の有害事象にとらわれるのではなく，がんばってきた自分に目を向け，これまでの経験に意味を見出すことを支えたい．失ったものへのとらわれから心を解放し，今できることをみつけられるように支えたい．	・Ⅰさんの症状マネジメントへの支援を行いながら，自己の確かさが脅かされているⅠさんの語りに対して対話と傾聴を繰り返し，Ⅰさんのこれまでのがんばりを認める． ・腹痛などの症状が落ち着いている時に，Ⅰさんの語りのなかから，これまでの病気体験や治療の体験を通して得られているⅠさんの力や家族の力を客観的に伝える． ・Ⅰさんが症状にとらわれているうちにも病状が悪化していくことを考慮し，症状があるなかでも，Ⅰさんがいまできることに目を向け，考えることを提案する． ・Ⅰさんのニーズを引き出し，いましたいことやいまできることを一緒に探す．
拡がり　獲得の目標 家族ともに症状マネジメントに取り組み，Ⅰさんが望む生き方ができるように支えたい．	・Ⅰさんが，今後の目標を見出すことや家族の協力を得たり委ねたりする大切さに気づくことができた肯定的な変化を共有し，気持ちの変化を表現してもらう． ・肯定的な変化をもたらしたⅠさんのがんばりをほめ，Ⅰさんが自分の力を認めることができるように伝える． ・Ⅰさんが努力したことが家族にどのような影響を与えているか，家族の反応を共有し，どのような効果があったのか，自分や家族にとっての意味を一緒に考える． ・Ⅰさんが，大切にしている家族との関係性のなかで，将来を見通していまできることを考え，実現できるように症状マネジメントへの支援を継続しながら，達成可能な目標や具体的な方法を一緒に検討し，支援する．

　Iさんは，ストレスを乗り越えて，症状マネジメントしながら外見が変化することや家事役割が果たせなくなっても自分の存在意義を感じられるようになって現実に向き合いマステリーを獲得していったことがわかりました（**図2**）．

【拡がり】
- Iさんの病状は徐々に悪化していったが，Iさんは生きる希望をもち治療を続け，自身の最期に向けて準備をするようになっていった．
- 「骨の方まで転移が進んでいた．放射線をすることになった．娘がさみしがるので入院じゃなく通院で放射線を受けようと思う．通院の送り迎えを母に頼もうと思う．娘にも病気のことを話した．もう隠しごとはなしにした．まだ4歳なのに私のことをわかってくれてすごいよね．病気になったことで，娘と十分に遊んであげられないし，さみしい思いをさせて申し訳ないっていう気持ちだったけれど，病気になったことで私も家族も時間の大切さに気づけたし，家族の絆は強くなった」

【受け入れ】
- 「いままで病気になってからずっと治療を続けてきて，私はわりとよくがんばってきた．それでも病気がすすむのであればもう仕方ないよね」とがんの罹患や進行，それにともなう苦痛症状をどうにもならないものとして，受け入れた．
- 「いままでのがんばってきた治療のことをふりかえってみて，私が何もできなくなっても，一緒にいることが家族にとっては大事なことだと気づいた」
- 「私にできることはまだまだある．病気をしても，家族にできることが減っても，家族は変わらない．私のなかで，いつも支えになってくれている家族の存在の大きさに気づくことができた」
- 「家族と少しでも長く一緒に過ごせるように，皆の力を借りようと思う．家族のために少しでも長く生きられるように，治療を続けようと思う．娘にも病気のことをきちんと伝えようと思う」

【変更】
- 「家事が続けられるように工夫を一緒に考えてくれて嬉しかった．自分でできるうちは，なるべく自分でやりたい．意地になっている部分もあるが，何もかも家族を頼っていたら自信がなくなる」
- 「夫が娘と一緒にご飯を作ってくれて，嬉しかった．自信がなくなるという感じはあまりなくて，私の思い込みだったのかな」と，自分で自分を苦しめていたことに気づいた．
- 「一通り家事を自分でやってみたからこそ，いまの自分ではやりできないことがわかったり，これでよしと思えたり，全部できなくてもいい，また，家族にも頼んでみようと思えるようになった」

【確かさ】
- Iさんは，いまの思いや不安だけでなく，これまで体験したさまざまな困難に対して，その時の思いやつらさとともに，自分ががんばったことや乗り越えられた体験を語り始めた．治療の継続を自分で決めた．
- Iさんは，自分の思いや不安でいっぱいであったが，少しずつ家族に目を向けることができるようになり，家族に支えられている実感を強め，存在の大きさを改めて認識した．このことにより，治療を継続する意味を自分のなかで確かにもつことができ，治療に臨む意欲が高まった．
- 「看護師さんからみて，私の顔のニキビは気になりませんか？皮疹のせいで化粧がしにくいけれど，家のなかではどうせノーメイクだし，娘も私の顔をみて驚かないし，私が考え過ぎていた」

図2　看護の展開によるIさんのマステリー

理論のひとかけら

　平成初期，初めてナースに看護理論について話をした時，あるナースが「理論と聞くだけで頭のなかがガチャガチャする」と言われたことがいまでも強く印象に残っています．理論の実践への活用は，①看護師が看護を説明し，実践する時の基本的知識として活用，②実践そのものを改善することに役立つ，③初学者がある特定のレベルから看護実践が可能になる，④知識の発展や看護学の確立につながると伝えました．看護過程において，①患者を全体的に理解しようとする時の枠組みとして活用，②患者に生じている現象や事実の解釈や判断推理するために活用，③患者と関係性を築いていくために活用する，と話したことが懐かしいです．

　1998年，マステリーに出会いました．その当時，がん患者は周囲が思っているほど脆弱ではなく，患者はがんや治療に関心が払われているため，自分の本来の力を見失っているだけで，一方的に医療者が守る存在ではないと感じていました．マステリーの考え方はタイムリーに自分のなかに飛び込んできました．まさに前述の②患者に生じている現象や事実の解釈や判断推理するために活用，でした．ヤンガー氏は，マステリーの理論の構築，ストレスに対するマステリーを測定する89項目の尺度，臨床実践で活用しやすい25項目の短縮版尺度を開発し，これらの尺度を用いて多分野の研究をしています．著者はヤンガー氏に翻訳許諾を得て開発した日本語版尺度をお送りすると，日本語は読めないけれど，仲間が増えてうれしいというメッセージをいただきました．マステリーに興味をもった令和時代のナースはこの章の文献を読まれてはいかがでしょうか．患者の反応が読み解けなかったり，どんなケアをしたらよいのかわからなくなったり，ケアに意味を見出せなくなったりしたときなど，看護の道しるべとなる理論に出会うと何かがつかめる，発見できると思います．さあ，理論の本を手に取ってみましょう．

参考文献

1) Younger JB：A theory of mastery. Advances in Nursing Science **14**（1）：76-89, 1991
2) Younger JB：Development and testing of the mastery of stress instrument. Nursing Research **42**（2）：68-73, 1993
3) 藤田佐和：日本語版がん体験者の Mastery of Stress Instrument の開発過程．高知女子大学紀要看護学部編 **50**：27-43，2001
4) 藤田佐和：外来通院しているがん体験者のストレスと折り合いをつける力．高知女子大学看護学会誌 **26**（2）：1-12，2001
5) 藤田佐和，北添可奈子：慢性疾患を受け入れる患者のアセスメント〜がんや慢性疾患を受け入れていく患者〜．看護きろくと看護過程 **21**（4）：107-110，2011
6) 藤田佐和，池田久乃：事例を用いた病気の受け入れ過程のアセスメント．看護きろくと看護過程 **21**（5）：95-98，2011
7) 藤田佐和：マステリーの理論を使ってがん患者の病気の受け入れ過程をアセスメント．看護きろくと看護過程 **21**（6）：108-112，2012

10

エンパワーメント

事例 自己の状況をコントロールできないことで起こる無力感を
体験している J さん

■ J さん, 男性 70 歳代前半. 元小学校教員. 現在は妻と二人暮らしである. 子どもは二人おり,
市内に在住している.

■ 診断名：肝臓がん, 肺転移（既往歴はなし）

■ 現病歴：J さんは, 6 年前に肝がんを発症して肝切除の手術を受けたが, 4 年前から肝臓内にがんの再発を繰り返し, 再発の度に TACE（肝動脈化学塞栓療法）や RFA（ラジオ波焼灼療法）といった治療を受け, 入退院を繰り返してきた. 1 週間前に外来で撮影した CT で肺に多発転移していることがわかり, 分子標的治療薬（ネクサバール®）による治療が必要と医師から告げられ, 治療の導入目的で入院することとなった.

再発の度に入退院を繰り返していた J さんであるが, 入院中は明るく過ごし, 治療や病気に対して医療者とよく話をし, わからないことは質問してくることが多かった. 渡された薬の資料やパンフレットは整理してファイルにまとめ, 入院中の出来事や体調をノートに書き, まとめていた. 同室者とも積極的に交流し, 病気や治療についての情報を共有していた. 今回の入院では肺転移にともなう苦痛症状はないが, 医療者や同室者との交流もなく, 何もせずベッドで過ごしていることが多く, ノートを書いている様子もない.

■ J さんの言動：様子がいつもと違うので心配になり, J さんに声をかけると, ポツリポツリと次のように話してくれた.

・これまで何回も再発したけれど, そのつど治療ができたし, 体もそれほどつらくなかったから治療が終われば普通の生活に戻れた.

・これまでは何とかまあ自分のペースで自分の体調と相談してそれなりに計画立てながら, がんとうまく付き合っている感じだったように思う. でも今回はちょっと違うな…….

・これから先はずっと治療の薬（ネクサバール®）を飲み続ける生活になるんですよね？

・そうなると, これから先のことも見通しつかないし, 区切りがつけられないね.

・パークゴルフももう無理だなあ. 町内会の仕事も迷惑かけるから潮時かな.

・もうこれからは, 先生や看護師さんにすべてお任せするしかないなあ. とうとうまな板の上の鯉になってしまった.

Jさんの言動から看護師は何を思ったのか

Jさんの言動	看護師の思考
医療者や同室者との交流もなく，何もせずベッドで過ごしていることが多く，ノートを書いている様子もない．	元気がないな．肺の転移でよほどショックを受けているのだろうな．
これまでは何とか，自分のペースで体調と相談して，それなりに計画立てながら，がんと上手く付き合っている感じだったように思う．でも今回はちょっと違うな……．	これまでは病気や治療と生活がうまく両立できている感じだったのだろうな．今回はちょっと違うって，どういう意味だろう．
これから先はずっと治療の薬（ネクサバール®）を飲み続ける生活になるのですよね？	副作用のことを心配しているのだろうか．治療が続くことで不安が強いのだろうなあ．
これから先のことも見通しつかないし，区切りがつけられないね	区切りってどういうことだろう．
パークゴルフももう無理だなあ．町内会の仕事も迷惑かけるから潮時かな	いろいろなことができないと感じているのだろうな．肺に転移したことがよほどショックだったのだろうな．
もうこれからは，先生や看護師さんにすべてお任せするしかないなあ．とうとうまな板の上の鯉になってしまった	いままでは何でも自分で決めてきたJさんなのに，急に気弱になってしまったなあ．

　看護師は，肺にがんが転移してしまったことにJさんがとてもショックを受け，そのためにすっかり元気をなくしていると感じました．これまで治療に積極的に向き合ってきたJさんだったので，今回の転移は看護師自身もつらく感じ，Jさんが落胆するのも無理はないと思いました．一方で，パークゴルフや町内会などの活動も無理だと感じ，あきらめてしまっている様子や，医療者にお任せするしかないなどの言動は，いつものJさんらしくないとも感じました．また，「今回はちょっと違う」，「区切りがつけられない」という言葉はどういう意味なのか，Jさんは今後のことをどのように感じ，どのように考えているのかをもう少し

知りたいとも思いました．そして，これまで前向きに取り組んできたＪさんを，これからも応援していきたいと思いました．
　皆さんならＪさんに対し，どのようにかかわりますか？　どのような言葉をきっかけに，どのように声をかけるとよいでしょうか．

　ここからは理論を用いて，さらに事例を分析し，Ｊさんに必要な看護とは何かを導き出してみましょう．

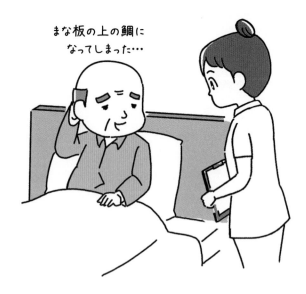

エンパワーメントの紹介

❶ エンパワーメントの定義

　この章で扱うのは，「エンパワーメント」という理論です．エンパワーメントは辞書によると「力や権力を与えること，能力を与えること，可能にすること」と定義され，1960年代から提唱されてきた概念です．この年代は，社会的に弱い人々や脆弱性を有する人々が本来の人間としての存在を確立し，自分のもつ力を発揮できるように，社会や環境を変革していく考え方として取り上げられてきました．1970年代になると，慢性疾患が増加したことや，患者権利の考え方が広まり，人間の潜在的力を重視するエンパワーメントへの関心がさらに向けられるようになりました．看護実践のなかでも，看護師が主導権を握り，患者の問題解決に向けて看護過程を展開するというこれまでの関係から，看護師と患者が対等なパートナーシップを築き，本来患者が備えている力と患者の主体性を引き出そうとするエンパワーメントのアプローチが重要であると考えられるようになりました[1]．

　エンパワーメントは，専門領域や対象者によってさまざまな定義がされています．世界保健機構（WHO）[2]は，エンパワーメントを「人々が，健康に影響を与える行動や意思をよりよくコントロールできるようになるプロセス」と定義しています．また，看護の立場ではGibson[3]が「エンパワーメントとは，人々が自分の生活に影響を与える要因をコントロールできるよう主張することを助けるプロセス」と定義しています．この他，さまざまな立場から定義がされていますが一定の定義はありませんが，人の力が引き出されることを目指すかかわりのプロセスという点が共通していると考えられます．また，エンパワーメントは，個人・対人関係・集団・組織・社会などを含む多次元的な概念であり，二者関係，小集団，組織，地域社会，社会の領域で発生することを考慮する必要があり[4]ます．この章では，Gibson[3]のエンパワーメントモデルのなかで提示されている患者と看護師の相互作用という点に着目して説明していきます．

❷ エンパワーメントの前提条件

　エンパワーメントが生じるかどうかは，一人ひとりの価値観に深く根ざしています．相手の価値を尊重し自分たちとの価値とは異なる決定をも受け入れていくことは，容易なことではありません．エンパワーメントは，相互の尊重と信頼があってこそ成立します．看護師と患者が対等な関係性を構築し，相互に尊敬の念をもち，ていねいに対話を重ねていくことが重要です．表1は，エンパワーメントが生じる前提条件を示しています．これらが基盤にあって，初めてエンパワーメントが生じるのです．

表1　エンパワーメントが生じる前提条件

1) 人間は，自分自身の健康に根源的に責任を負う．健康はその個人のものであり，看護師が支配するものではない．

2) 個人の成長する力，自己決定する力は尊重されなければならない．

3) 人間は自らをエンパワーするのであって，保健医療従事者が人をエンパワーすることはできない．

4) 看護師は，対象者との協力関係を形成し，対象者の参加に価値をおき，自分たちとは異なる決定をも受け入れていくことが重要である．

5) エンパワーメントが生じる条件は，看護師と対象者に相互尊敬が存在していることである．

6) エンパワーメントのプロセスの必要条件は，信頼である．

（Gibson CH：A Concept Analysis of Empowerment. J Adv Nurs 16：357, 1991 より著者翻訳）

❸ エンパワーメントの概念図

エンパワーメントの概念図を**図1**に示します．

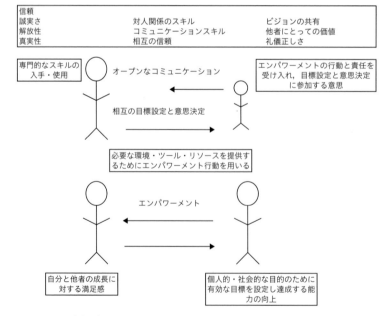

図1　エンパワーメントの概念図

（Hawks JH：Empowerment in Nursing Education：Concept Analysis and Application to Philosophy, Learning and Instruction. J Adv Nurs **17**：613, 1992 を著者翻訳）

エンパワーメント理論には，パウロ・フレイレの識字教育においてエンパワーメントの概念を提案した「傾聴―対話―行動アプローチ」[5,6]（**図2**），看護師のマーサ・ファンネルと臨床心理士のアンダーソンが糖尿病の患者教育から提案したエンパワーメントアプローチ[7]などがあります．ここでは，パウロ・フレイレの「傾聴―対話―行動アプローチ」を紹介します．

エンパワーメントの段階	第一段階：傾聴 患者が感じている**課題を理解す**るために傾聴する段階	第二段階：対話 課題をともに解釈していくために第一段階で明らかにされた課題についての「**対話**」を**発展させる**段階	第三段階：行動 課題解決のための対話から想起された課題について**ポジティブな変化を起こす**段階
特徴	生活体験に耳を傾ける ・患者にとって重要と感じている情緒的・社会的問題を確認し，優先度を決定する．	対等の立場で対話する． ・生活の社会経済的，政治的，文化的，歴史的背景を分析するための批判的思考<u>（意識化）</u>を目的とする．	現実的に分析した結果を試行しながら，新しい経験を基盤により深いリフレクションを繰り返す． 自分自身や周囲の人々の生活を変えうるという信念をもつ
援助者としてのかかわりのポイント	対等なパートナーとしての関係を築く．	5つの問いを活用して批判的思考がすすむように支援する． ①何に気づき，何を感じたのか． ②問題の多様なレベルそれぞれ定義する． ③生活の中での似たような経験を共有する． ④なぜこの問題が存在するのかを問う． ⑤課題に対する行動計画を開発する．	行動するときの困難を共に乗り越える姿勢で接する． 知識を活用して，行動の優先順位をつけることをサポートする．
エンパワーメントが発生する必要条件	信頼・相互の尊敬		

図2　傾聴・対話・行動アプローチ

（吉田亨：健康とエンパワーメント．現代のエスプリ **376**：146-152，1998，　Wallerstein N et al：Empowerment Education：Freire's Ideas Adapt to Health Education．Health Educ Q **15**（4）：379-394，1988 をもとに著者作成）

エンパワーメントの型紙

▶「傾聴─対話─行動アプローチ」による方法

エンパワー メントの段階	特徴	援助者としての かかわりのポイント	看護に活かせる 効果
＜第一段階：傾聴＞ 患者が感じている課題を理解するための傾聴の段階	・生活体験に耳を傾ける． ・患者にとって重要と感じている情緒的・社会的問題を確認し，優先度を決定する．	対等なパートナーシップの関係を築く	主体である患者が感じている課題を理解できる．
＜第二段階：対話＞ 課題をともに解釈していくために第一段階で明らかにされた課題についての「対話」を発展させる段階	・対等の立場で対話する． ・生活の社会経済的，政治的，文化的，歴史的背景を分析するための批判的思考（意識化）を目的とする．	5つの問いを活用して批判的思考がすすむように支援する． 1. 何に気づき，何を感じたのか． 2. 問題の多様なレベルそれぞれ定義する． 3. 生活のなかでの似たような経験を共有する． 4. なぜこの問題が存在するのかを問う． 5. 課題に対する行動計画を開発する．	患者が課題と感じている事柄の意味が理解できる． 患者が大切にしている価値観を理解できる． 患者と看護師が同じ目標をもち，目標達成に向け互いに協働することができる．
＜第三段階：行動＞ 課題解決のための対話から想起された課題についてポジティブな変化を起こす段階	・現実的に分析した結果を試行しながら，新しい経験を基盤により深いリフレクションを繰り返す． ・自分自身や周囲の人々の生活を変えうるという信念をもつ．	行動する時の困難をともに乗り越える姿勢で接する． 知識を活用して，行動の優先順位をつけることをサポートする．	患者の目標達成に向け，具体的な方法を行動レベルで見出せる．

型紙を使った事例分析（ケアの可視化）

　それでは，パウロ・フレイレの「傾聴―対話―行動アプローチ」を使って，事例に介入してみましょう．

❶ 第一段階：傾聴の段階（患者が感じている課題を理解する）

・生活体験に耳を傾ける．

・患者にとって重要と感じている情緒的・社会的問題を確認し，優先度を決定する．

J さんの言動	看護師の発言
①医療者や同室者との交流もなく，何もせずベッドで過ごしていることが多く，ノートを書いている様子もない．	②J さん，今回の入院では，あまりノートも書かれていなくて，お元気がないように感じますが……．
③ああ，そうですねえ．なんだかもう書いても無駄なような気がして……． これまでは何とか自分のペースで体調と相談してがんとうまく付き合ってこれたのだけど．でも今回はちょっと違うな……．	④ノートを書くことを無駄なように感じていらっしゃるのですね．そうですか． これまではうまく付き合ってこれたけど，今回はちょっと違うっていう感じなんですね．ちょっと違うって感じは，どんな感じなのか，差し支えなければもう少し詳しく教えていただけますか？
⑤だって，これまでは，肝臓に転移してもそのつど，治療法があったし，治療をすればがんは消えていた．自分なりに食事に気をつけたり体によいと思うことを続けて，がんの進行をくい止めていたと少しは思っていたんだ．でも，今度は，とうとう肺でしょ？　いよいよかなって思うよ．だからもう，やっぱり自分の努力では，この病気はどうしようもないんだな，と思った．	⑥そうなんですね．これまでJ さんなりに少しでも身体によいと思うことをがんばってされてきて．それなのに，肺に病気がみつかってしまったことで，もう自分のがんばりでは，この病気はどうにもならないと感じていらっしゃるんですね．

⑦いつかはこんな日が来るとは覚悟はしていたけど，現実になるのが少し早かったね．町内会の仕事もちょうど軌道にのったところだけど，この先はもう自分の力ではどうしようもないからね．迷惑をかけないうちに引退しようと思うよ．	⑧思いがけず，ですよね．手がけていたことがあったのですね．でも，先の見通しがつかないことで周囲の方に迷惑はかけたくないと思っていらっしゃるのですね．

＜第一段階：傾聴＞により，看護師が理解したこと

　看護師は，Jさんが落胆しているのは，肺に転移してしまったことだけではなく，これまで自身の努力によって，がんの治療と生活のバランスを取り，がんとうまくつきあうことができていたこと，しかし，いまはもう自分の努力では太刀打ちできないと感じ，ノートをつけることも無駄と感じていることがわかった．また，町内会の仕事で手がけていることがあること，周囲の人に迷惑をかけたくないと思っていることもなどを理解した．

❷ **第二段階　対話する（対等の立場で課題をともに解釈していく）**

・対等の立場で対話する．

・生活の社会経済的，政治的，文化的，歴史的背景を分析するための批判的思考（意識化）を目的とする．

Jさんの言動	看護師の発言
②うーん，どうしてなんだろうねえ…． （しばらく考え） 今度使う薬，同じ病室に入院していた人が使っていた薬でしょう？　その人，手足が赤くなって痛そうだった．これからはずっとあの薬を飲むと思うと，区切りがつけられないなあと思ったんだよね．	①これまでJさん自身，身体のことに気をつけて生活していらっしゃって，病気をくい止めてきたと感じていらっしゃったのですよね？　これからはそれができないと感じていらっしゃるのは，どうしてなのかなあと思いました．

④区切りっていうのはね，うまくいえないけど，病気の時の自分と，そうじゃない時の自分っていうのかな．いつも病気だと滅入ってしまう．メリハリっていうのかな．	③Jさんにとっての区切りっていうのは，どういう意味なのでしょうか？
⑥そうだね．昔からケジメをつけるってことを大事にしてきたから，そういうことを大事にしているのかもしれないね．	⑤そうなのですね．区切りっていうのは，病気の時の自分とそうじゃない時の自分の，メリハリをつけるという意味だったのですね．Jさんにとって，そのメリハリが大事なのですね．
⑨そうそう．だってあの人（同室者）薬を飲み続けていて，手足が痛くて，水も触れないし，運転も難しいっていっていた．そういう状態が続くのであれば，ずっと病気である自分って気がするね．今ね，町内会で，子ども達の放課後の居場所作りのような活動を企画していてね．自分が運転手役をかって出ていたんですよ．少しでもね，子どもたちの未来に役に立てる．人の役に立てることがうれしいんだな，それが，病気じゃない自分でいられるってことなのかもしれないね．	⑦わかるような気がします．そうすると，先ほどのお話しに少し戻りますが，これから使う薬をずっと使っていくと，ずっと病気の自分になってしまうという感覚なのでしょうか．

<第二段階：対話>により，看護師が理解したこと

　Jさん自身が，区切りをつけたいと言っていた意味は，病気である自分とそうじゃない自分のメリハリをつけたいという意味であることがわかった．また，Jさんにとって病気じゃない自分とは，人の役に立てている自分だと感じている状態であるということを，対話を重ねていくなかでともに理解した．

❸ **第三段階：行動（対話から想起された課題についてポジティブな変化を起こす段階）**

・現実的に分析した結果を試行しながら，新しい経験を基盤により深いリフレクションを繰り返す．

・自分自身や周囲の人々の生活を変えうるという信念をもつ．

Jさんの言動	看護師の発言
②そうですね．でも，そんなことが可能なのでしょうか．	①Jさんは，少しでも人の役に立てていると感じている時，ご自分らしく感じているということを理解しました．これから治療が続くとしても，少しでも人の役に立てることを続けていきたい，というお気持ちに変わりはないですか？
④そうでしたか．それを聞いて少し安心しました．車の運転も絶対できない，ということではないのですね．	③確かに，これから使う薬は手の平や足の裏の角質が硬くなり，腫れや違和感が出ることがあり，その症状が悪くなると痛みで生活に支障が出ることがあります．でも，こまめに保湿し靴下や手袋で保護することなどで，症状をある程度予防し，悪化を防ぐこともできるんですよ．
⑥ああ，そうだね．それは続けられるね．たとえ病気がよくならなかったとしても，この病気の先輩として，それならこのままずっと続けられる．（笑みをみせながら）まな板の上の鯉なんていったけど，まな板の上に乗って寝そべっている暇はないね．	⑤そして，町内会の役割だけではなく，Jさんは入院中も，同じ病気の方達にご自分の体験を伝えたり励ましたりしていましたよね．そういうことも人の役に立つことだと私は思うのですが……．
	⑦そうですね．まな板から飛び跳ねてしまいそうですね．

＜第三段階：行動＞により，看護師が理解したこと

　　ネクサバール®の影響で車の運転ができないのではと感じているJさんに対し，専門的知識を提供することにより，副作用症状はコントロールが可能であるとJさんに感じてもらうことができました．また，Jさんが自分らしいと感じる時は，人の役に立っていると感じられる時だということを対話から理解できたため，看護師は，いつもJさんが同病者に声をかけたり励ましたりしていることも，人の役に立っているのではないかと感じたままを伝えました．そうするとJさんは，それも自分ができることだと気づき，がんが進行したとしても自分にできることがあると希望をもつことができました．

事例分析を終えて

　これまで入退院を繰り返してきたJさんは積極的で前向きな方でした．それを知っていた看護師は，Jさんの様子がいつもと違うと感じ，何とかJさんの力になりたいと思っていました．そこで，パウロ・フレイレの「傾聴─対話─行動アプローチ」に沿って，Jさんに介入しました．

❶ 第一段階：傾聴

　傾聴の段階では，患者の生活体験に耳を傾け，Jさんにとって重要と感じている情緒的・社会的問題を確認し，何がいちばん気がかりなのか，Jさんにとっての優先度を理解するよう心がけました．そうすると，Jさんが，がんの治療と生活のバランスを取りがんとうまく付きあうことがこれまではできていたのに，いまはもう自分の努力では太刀打ちできないと無力感を抱いていることが理解できました．また，手がけている仕事があり続けたいという思いの一方で，周囲に迷惑がかかることを心配していることも理解できました．

❷ 第二段階：対話

　対話の段階では，第一段階で理解したことを基盤に，Jさんと対等の立場で，Jさんが感じている課題をともに考えていくことを大切にしてかかわりました．Jさんが区切りをつけたいと言っていた意味がどういう意味なのか，看護師はその意味について，看護師自身が感じたこととして問いかけ，ともに考えていくようにしました．そうすることで，区切りという意味は，病気である自分とそうじゃない自分のメリハリをつけたいという意味であることをJさんとともに考えることができました．さらに，Jさんにとって病気じゃない自分とはどういう状態なのかを尋ねていくと，人の役に立っている時であると，看護師と対話することでJさん自身が気づくことができました．このように対話の段階では，対等な立場で，ともに同じ方向をみて対話を重ねていくことがポイントになります．

❸ 第三段階：行動

　この段階では，対話から想起された課題についてポジティブな変化を起こす段階です．第二段階の対話によりJさんが自分らしいと感じる時は，人の役に立っていると感じられる時だということを共有しました．そこで看護師は，いつもJさんが同病者を励ましたりしていることも，人の役に立っているのではないかとJさんに伝えました．そうすることで，Jさんはがんが進行したとしても自分にできることがあると気がつき，Jさん自身の認識に変化が起こりました．また，副作用症状に対しても専門的知識を伝え，Jさん自身にできることがあることを強調しました．

　このような介入によって，"自分の力ではもうどうしようもない"，"まな板の上の鯉だ"と感じていたJさんでしたが，まだ自分にできることが残されていること，たとえがんが進行したとしても自分が続けられることがあることを実感し，希望をもつことができました．

理論のひとかけら

　看護の役割は，本来，人間に備わっているコントロール感，自己決定権などの力を信じ支持し，その力を引き出すことにあります．患者が自分らしい選択をし，主体的に生活を営むことができるように，看護師は患者と協働し，その実現に向けてともに歩むことが大切です．

　エンパワーメントという言葉は，17世紀に法律用語として最初に用いられ，当初は「公的な権威や法律的な権限を与えること」という意味で使われましたが，1950年代から1960年代にかけての公民権運動や1970年代のフェミニズム運動のなかで使用されるようになりました．これらの活動のなかでエンパワーメントは，社会的に差別を受けたり，自らコントロールしていく力を奪われた人々がコントロールを取り戻していくプロセスを意味するようになり，パターナリズムに拮抗する概念として提唱されてきました．

　この考え方は看護においても広く浸透し，糖尿病の健康教育，治療中のがん患者のエンパワーメント，家族の意志決定や力を獲得することを支援する家族エンパワーメントモデル，チームエンパワーメントなど，エンパワーメント理論を用いた看護実践や研究がなされるようになりました．患者に備わっている力を患者とともに協働しエンパワーメントしていくという看護師の役割は，今後ますます求められてくるでしょう．関心がある方はさらに探究してみてください．

引用文献

1) 野嶋佐由美：エンパワーメントに関する研究の動向と課題. 看護研究 **29**（6）：3-14, 1996
2) WHO：Empowerment for health. Health promotion glossary, p6, 1998
   https://www.who.int/healthpromotion/about/HPR%20Glossary%201998.pdf
   （2019 年 2 月 26 日検索）
3) Gibson CH：A Concept Analysis of Empowerment. J Adv Nurs **16**：354-361. 1991
4) Hawks JH：Empowerment in Nursing Education：Concept Analysis and Application to Philosophy, Learning and Instruction. J Adv Nurs **17**：609-618, 1992
5) 吉田亨：健康とエンパワーメント. 現代のエスプリ **376**：146-152, 1998
6) Wallerstein N et al：Empowerment Education：Freire's Ideas Adapt to Health Education. Health Educ Q **15**（4）：379-394, 1988
7) ボブ・アンダーソンほか：糖尿病エンパワーメント　愛すること，おそれること，成長すること，第 2 版（石井均監訳），p88-109, p123-134, 医歯薬出版, 2008

参考文献

1) 藤田佐和：エンパワーメントを知ってがん看護に活かそう. がん看護 **22**（1）：5-9, 2017
2) 久木田純：エンパワーメントとは何か. 現代のエスプリ **376**：10-34, 1998
3) パウロ・フレイレ：被抑圧者の教育学　新訳（三砂ちづる訳），p117-196, 亜紀書房, 2011

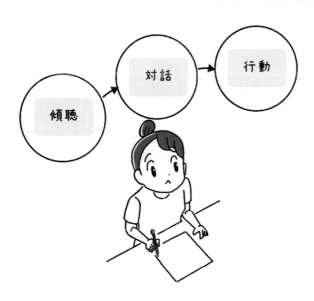

11

悲嘆/予期悲嘆

▼

事例 末期肺がんで予後が数日の状況にある K さんの妻

■Kさん，男性 40 歳代後半，会社員（休職中）．妻は専業主婦，長男（8 歳）と次男（6 歳）と四人暮らし．

■診断名：肺腺がん，骨転移（既往歴はなし）

■現病歴：4 年前から分子標的薬治療を続けてきたが，今年の 3 月に肺病変の増悪，脊椎骨転移による腰痛のため入院した．新たに免疫チェックポイント阻害薬が開始となり，医療用麻薬であるオキシコドンの導入と放射線治療により腰痛は軽減した．

■Kさんの言動：Kさんは，車椅子で移動ができるようになったため，「家で子どもと過ごしたい」と希望し，福祉用具（電動ベッド・車椅子・手すりなど）の手配をして 4 月に退院した．6 月になって，K さんは新たな治療薬の効果が得られず再入院となった．

・看護師は，廊下で疲れた様子の妻をみかけたので声を掛けると，硬い表情のまま「これからどうなるんでしょうか．入院前に痛みも強くなって，私は何もしてあげることができなかった．主人がじっと耐えている姿をみるのがつらかった」と涙ながらに話した．

・看護師が，さらに妻の心情を尋ねると，堰を切ったように「なぜ，主人はこの若さでがんになったんでしょう」「私は子どものこともあり，主人の世話を十分にしてあげられない」「私自身，いろんなこと抱えきれない．夜も病院から電話がかかってこないか心配で眠れない」と話した．

・6 月中旬，K さんの肺病変はさらに悪化し，呼吸困難感が強く，ベッド上での生活になった．主治医から，妻に予後は数日内であることが説明された．妻は「そんなこと信じられない．本人には治療ができないことや予後は伝えないで欲しい．がんばるように気持ちを支えて欲しい」と話し，医療スタッフが訪室すると，いつも緊張した様子で対応していた．看護師は，妻にどのように接すればよいのか戸惑いながらも，別室で妻の思いを聴くように努めた．その 3 日後に K さんは妻と子どもたちに見守られて息を引き取った．

Kさんの妻の言動から看護師は何を思ったのか

　看護師は，Kさんの妻の疲れた様子が気がかりだったので，その心情を尋ねてみると，自らの感情を吐き出すように，話してくれました．看護師が，妻の表情や会話のなかで感じたこと，考えたことを**表**に整理します．

妻の言動	看護師の思考
妻は硬い表情のまま，「これからどうなるんでしょうか．入院するまで痛みも強くなって，私は何もしてあげることができなかった．主人がじっと耐えている姿をみるのがつらかった」と涙ながらに話した．	妻はいつも気丈にされているように感じていたが，これまでの治療の効果がなく，薬剤が変更になって，今後のことが不安なんだろうな．家での介護も大変だったようだ．自分では何もできない無力感や申し訳ない気持ちがあり，また苦痛に耐えているご主人をみるのもつらかったんだな．
「なぜ，主人はこの若さでがんになってしまったんでしょう」「私は子どものこともあり，十分に主人の世話をしてあげられない」	Kさん夫婦はまだ若く，子育て世代である．妻は夫が進行がんであることを受け止めきれずに過ごしてきたんだ．子どもの世話もあり，夫の介護が十分できないことを申し訳なく感じているのだろう．
「もう私自身，いろんなこと抱えきれない．夜も病院から電話がかかってこないか心配で眠れない」	妻は，夫の病状が進行するなかで，介護，育児などいろんなことを抱えきれない状態になってきている．夜も眠れず，心身に影響が出てきている状態なんだ．
妻は「（夫の予後が数日）そんなこと信じられない．本人には治療ができないことや予後は伝えないで欲しい．がんばるように気持ちを支えて欲しい」と話し，医療スタッフが訪室すると，いつも緊張した様子で対応していた．	夫の死が差し迫っていることは，あまりにもつらい現実であり，信じたくないのだろう．医療スタッフの言動で，病状が悪いことを夫が察知しないように，夫を守ろうとして気が張り詰めているようだ． しかし，Kさんにも治療が難しいことは伝えないといけないだろう．Kさんも家族に伝えたいこと，子どもとの時間を作りたいなどの希望もあるかもしれない．まずは，妻の思いを聴こう．

　看護師は，Kさんの発病以来，妻が育児のため忙しい様子でしたが，献身的に夫を支えている姿をみてきました．しかし，入院時に声をかけると，夫のために何かしてあげたい気持ち，一方でさまざまなことを抱えきれない状況になってきていることがわかりました．その後，妻は夫の予後が数日であると説明を受け，不安や緊張が高まっていることを感じました．

Kさんに悪いことを知らせたくないというのは，妻自身がそのことを受け止めきれない状態にあるのかもしれません．看護師は，妻との信頼関係性を築き，看取りに備えられるように支援しなければならないと思いました．しかし，Kさんの病状は進行し，その3日後に亡くなってしまいます．

　皆さんは，妻の言葉や反応をどのように理解しますか．あと数日で夫を亡くすという妻の思い，その悲しみにどのように寄り添うことができるでしょうか．この章で紹介する理論を用いて考えてみましょう．

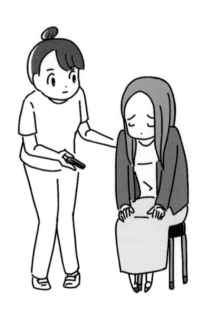

悲嘆の紹介

❶ 喪失に伴う悲嘆

初めに，理論の用語について理解を深めておきましょう．

喪失（Loss：ロス）

「所有していたもの，愛着を抱いていたものを奪われる，あるいは手放すこと」[1]であり，喪失の対象は，人物や所有物，環境，自分の誇りや理想，身体機能など広い範囲に及びます[2]．そして，人は離婚や死，失業，自然災害など重大な喪失を経験する度に，良かれ悪しかれ変化し，決して以前の状態には戻れません[3]．喪失は人生において避けて通れないものであり，人の一生は喪失の連続といえるでしょう．

悲嘆（Grief：グリーフ）

喪失にともなうさまざまな心理的・身体的症状を含む，情動的（感情的）反応であると定義されています[4]．悲嘆を「死によって大切な人を亡くすという経験をした個人の客観的状況」である死別（Bereavement：ビリーブメント）[4]に限定すると，心身両面に一般的な反応が起こります[5]．これらの反応は，誰にでも起こりうる反応ですが，疾患とは異なること，個人差があることを理解しておく必要があります．

本章では，大切な人を亡くすという経験，すなわち「患者」との死別を経験する「家族」の悲嘆に焦点を当てて解説します．

❷ 悲嘆の種類

悲嘆にはいくつかの種類があります．それらの特徴を理解し，家族をアセスメントすることがケアを考えるうえで重要な鍵となります．

・予期悲嘆

将来の死の可能性によってだけでなく，主に病気の進行にともなって患者や家族などが経験するさまざまな物理的あるいは心理社会的反応であると広く定義されています[6]．そして，家族は死という最終的な喪失ばかりでなく，過去と現在の喪失や，将来の夢，希望の喪失を経験しており，多元的なとらえ方が必要です．この時期の家族は，患者の病気の進行を認められなかったり，深い悲しみ，無力感，後悔や自責の念を抱く場合も少なくありません．予期悲嘆は，死別後の悲嘆のプロセスに大きく影響するといわれています．しかし，死の予期が，必ずしも死別後の悲嘆を軽減するものではありません[7]．最近の研究では，悲嘆の高いレベルと死への備えの低さが，死別に悪影響を及ぼすため，早期から適切な支援が必要であるといわれています[8]．皆さんの多くは，病院の病棟や外来，地域などの場で，家族の予期悲嘆に対するケアを担っていることでしょう．

・通常の悲嘆

悲嘆はさまざまな反応を引き起こすものの（**表1**），誰もが体験する通常な反応であり，疾患とはいえません．その反応には個人差があり，程度や期間においてもさまざまであるため，個々の家族の立ち直りのプロセスに，特別なケアのニーズがあるかどうかを見極める必要が

表1　悲嘆に対する一般的な反応

身体的	感情的	認知的
不眠症	情緒的感情の放出	集中力の低下
胸の圧迫感	涙もろさ	故人の回想に没頭する
口の渇き	興奮性	故人の夢をみる
疲労感	不安	故人の存在を感じる
性的興味の喪失	敵意を含んだ反応/怒り	幻視/幻聴
食欲の変化	罪悪感を回避するための過活動	混乱
動悸	孤独感	不信
息切れ	無力感	理想化（ネガティブな考えの抑制）
活力や体力の減退	感情の喪失/麻痺	
胃腸障害	人格喪失感	
のどの緊張	引きこもり	
病弱	憂うつ/悲しみ	
じっとしていられない		

(Smith SA：第6章 悲嘆と死別についての概念（高橋美賀子 監訳），ホスピス・コンセプト，p94，エルゼビアジャパン，2006 より引用)

あります.

・複雑性悲嘆

　通常の悲嘆と明確な違いを示す定義はありませんが，①死別後6ヵ月以上の期間を経ても重い症状が持続している，②故人への強い思慕やとらわれなど，複雑性悲嘆の特有の症状が非常に苦痛で圧倒されるほど強度に激しいこと，③日常生活に支障をきたしている[9]という点において区別され，専門的な治療を要する場合があります.

❸ 悲嘆の回復へのプロセス

　悲嘆には回復のプロセスがあり，それらは研究者によって諸理論があります. 本章では，家族の悲嘆のプロセスを支援するために代表的な理論を学びましょう.

・段階理論

　米国の精神科医，キューブラー・ロス博士による死を間近にした患者の「死の受容のプロセス」に代表される理論です. ロス博士は，末期疾患という悪い報せを乗り越えるための反応段階を，「否認と隔離」「怒り」「取り引き」「抑うつ」「受容」の5段階で示し，また各段階を通して常に維持される「希望」の概念を提唱しました[10]. 各段階の持続時間は一定せず，交替し，時には併存することがあります. 悪い報せは，家族にとっても同様であり，それぞれの家族がたどるプロセスを支援していく必要があります.

・課題理論

　米国の心理学者，ジェームズ・W・ウォーデン博士に代表される理論です. 残された人に

は何かしらの行動を引き起こす力があり，課題を達成することで死に適応していくという考え方です．ウォーデン博士は，死別後の悲嘆のプロセスを喪（Mourning：モーニング）という用語を用いて，喪の4つの課題をⅠ．喪失の現実を受け入れること，Ⅱ．悲嘆の痛みを消化していくこと，Ⅲ．故人のいない生活に適応すること，Ⅳ．故人との永続的なつながりを見出すことであると提唱しました（**表2**）[11]．本章でとくに取り上げる予期悲嘆での喪（悲哀）のプロセスは，亡くなる前から始まり，喪の課題を先取りすることになります．課題Ⅰは，近い将来，愛する人を亡くすという事実を受け入れることから始まります．課題Ⅱでは，死を予期することで生じるさまざまな感情と折り合い，課題Ⅲでは，亡くなった場合のことをリハーサルする，いわば心の準備をしていくことになります（**表3**）[12]．

表2　喪（悲哀）の課題と特徴

課題Ⅰ	■喪失の現実を受け入れること． ・その人が亡くなり帰ってこない現実と正面から向き合う． ・現実の受容と反対に否認の機制を用いて喪失を信じないこともある． ・故人の所有物を保存または消し去り，思い出さえ心から閉め出す場合もある． ・葬式のような伝統的儀式は，遺族にとって死を受け入れる手助けとなる．
課題Ⅱ	■悲嘆の痛みを消化していくこと． ・悲嘆の苦痛を認め乗り越えることであり，それが達成されないと身体症状や異常な行動として表れる． ・この苦しい時期を短縮化しようと感情を切り離し，否認する場合がある． ・故人を過度に美化したり，思い出させるものを避け，酒や薬を常用することもあるがいずれ破綻をきたす．
課題Ⅲ	■故人のいない世界に適応していくこと． ・新しい環境で生活スキルを習得して，故人の行っていた役割を担う． ・死別は他者の喪失だけでなく，自己の喪失（アイデンティティの喪失）をも意味する． ・死による喪失は，その人の基盤にある人生の価値や，生活信条の問い直しを迫る．
課題Ⅳ	■新たな人生を歩み始める途上において，故人との永続的なつながりを見出すこと． ・故人とずっと一緒だと感じながら，なおかつ人生はすすんでいけるような形で，故人を思い出せる追悼方法を身につける． ・故人との関係を諦めるのではなく，この世界でしっかり生き続けることを可能にする心理的な場所をみつける． ・過去の愛着に固執しすぎると新しい愛着関係が形成されない場合がある．

（Worden JW：悲嘆カウンセリング—臨床実践ハンドブック，第4版，p35-55，誠信書房，2011をもとに著者作成）

表3　予期悲嘆の課題と特徴

課題Ⅰ	・予期された喪失の事実を意識化し受け入れる. ・死の不可避性とその事実を否認したい意識が交互に表れる.
課題Ⅱ	・予期された喪失にともなう多彩な感情を乗り越える. ・死の接近に応じて，分離（離別）の不安が増大し加速する. ・今度は自分が死すべき存在だという自覚が強まり不安が増大する.
課題Ⅲ	・死を予想して役割のリハーサルを行い心の準備をする. ・亡くなる人の役割のリハーサルは正常であり，コーピングにおいて重要な役割を担う. ・この時期が長すぎると，亡くなる以前に諦めて情緒的に離脱し，よそよそしい関係になる場合もある.

(Worden JW：悲嘆カウンセリング―臨床実践ハンドブック. 第4版, p216-222, 誠信書房, 2011 をもとに著者作成)

・意味再構成理論

　米国の心理学者，ロバート・A・ニーメヤー博士によって提唱された理論です．これまでの段階説とは異なり，誰もが等しく経験する普遍的な悲嘆のプロセスはなく，人は喪失によってさまざまな課題を抱えながら自分の意味を認識しなおし，新たな世界を再構成するという考え方です[13]．人生を再構成するというグリーフの出発点は，愛する人の死を予知ないしは認識した時点からであり，悲嘆のプロセスには最終的な回復はなく，人は生涯をかけて愛する人のいなくなった人生に適合していくものであると述べています．

❹　**悲嘆のプロセスに影響を及ぼす要因**

　悲嘆のプロセスには，さまざまな要因が影響をもたらすといわれています．家族のなかで誰を亡くしたか，配偶者，親，子ども，祖父母，兄弟姉妹などの続柄によっても異なるでしょう．また，家族ライフサイクルのどの時期に誰を亡くすかということも要因となります．家族に成人していない子どもがいる場合，夫婦の絆を深め，子どもを養育していく時期ですが，死別によって養育の相談もできず，相手の役割を担いながら子育てに追われることになるでしょう．夫婦で子どもの成長を喜び合うという将来の夢を失う悲しみは，置き去りになってしまうこともあります．

　ほかの要因についても詳細をみましょう．**表4**は，複雑性悲嘆の危険因子です[9]．看護師は，予期悲嘆の段階から，これらの要因をアセスメントし，家族が複雑性悲嘆におちいることなく，通常の悲嘆のプロセスをたどれるように，予防的な支援を検討できることが望ましいでしょう．

表 4　複雑性悲嘆の危険因子

1. 「死の状況」に かかわる要因	①突然の予期しない死別 ②自死（自殺）や犯罪被害，エイズなどの特殊な状況での死別 ③同時，または連続した喪失 ④遺族自身の死の関与（直接的・間接的） ⑤遺体の紛失，遺体の著しい損傷
2. 喪失対象との 「関係性」にか かわる要因	①故人との非常に深い愛着関係（子どもとの死別など） ②過度な共生的・依存的な故人との関係，または葛藤関係や愛憎関係
3. 悲嘆当事者の 「特性」にかか わる要因	①過去の未解決な喪失体験 ②精神疾患，またはその既往 ③不安が強いなどのパーソナリティ特性 ④子どもの近親者との死別（この時点で病的になることは少ないが，特別 　な配慮が必要）
4. 「社会的要因」	①経済状況の困窮，または著しい悪化 ②ネットワークの不足，孤立化

（瀬藤乃理子ほか：複雑性悲嘆の理解と早期援助．緩和ケア **20**（4）：338-342，2010 より引用）

悲嘆の型紙

ここでは，上記の悲嘆に関する理論をもとに 4 つの型紙を作成しました．

分析の視点	分析の目的	看護に活かせる効果
1. 家族の悲嘆反応を理解する	・患者の疾患や死が近い状況または死の状況をどのように認識しているかを知る． ・悲嘆反応とその程度を把握する．	・悲嘆反応に対するケアを検討できる． ・一般に起こる悲嘆反応を説明することで妻に安心感を提供できる．
2. 悲嘆の種類，悲嘆に影響を与える要因についてアセスメントする	・悲嘆に影響を与える要因の有無を知る． ・通常の悲嘆のプロセスか，複雑性悲嘆におちいっていないかを評価する（喪失を認めない，重度のうつ，自殺企図，生活機能の低下など）．	・悲嘆の種類に応じた支援を提供できる． ・複雑性悲嘆に対して専門的な治療について相談できる（精神科医，臨床心理士，ソーシャルワーカー，専門看護師など）．
3. 個々の悲嘆のプロセスを理解する	・家族がどのような悲嘆のプロセスを体験しているかを知る． ・否認の機制を用いている場合は，その対処の仕方が有効かどうかを検討する．	・家族の悲嘆のプロセスに沿ったケアのニーズを確認できる．
4. 通常の悲嘆のプロセスを促進する	・死が近いもしくは死の体験を表現することを促す（闘病生活，生前の患者のこと，死の状況など）． ・自らの感情を認識することを支援する（怒り，不安，無力感，罪悪感など）． ・死に際して直面する問題について解決する方法を検討する（経済面，葬儀，死後の手続き，家族役割の変化，周囲の支援者の存在）． ・家族にとっての死別の意味をともに探求する（死の理解，影響，価値の変化，学んだことなど）． ・家族が，悲嘆のプロセスは行き戻りがあることを理解し，心身の変化に対応できるように支援する．	・家族が死を現実のものとして認識するのを支援できる． ・家族が患者の死に備えられるようにケアを提供できる． ・家族が死別後の生活に適応できるようにケアを提供できる．

型紙を使った事例分析（ケアの可視化）

悲嘆の理論を用いた 4 つの型紙を使って，K さんの妻の予期悲嘆の事例に対するケアをみてみましょう．

1.	家族の悲嘆反応を理解する	妻は，夫の治療効果が得られず，予後が数日の状況にあることから，身体的には，疲労感，不眠という反応がみられる．感情的には，今後の不安，夫の苦しむ姿をみるつらさ，何もできない無力感，若くして夫を亡くすという不条理を嘆き，涙を流している．認知的には，これまでの病状は理解しつつも，死という現実を信じたくない，混乱した状況も伺える．妻には多彩な悲嘆反応が現れている．
2.	悲嘆の種類，悲嘆に影響を与える要因についてアセスメントする	・妻は，夫の発病以来，死を予知していたかもしれないが，死が現実のものとなり，予期悲嘆に対するケアが必要である． ・顕在化した危険因子はないが，妻個人の特性，社会的因子として経済状況，親や親類，友人，子どもの学校など支援者の存在を確認する． ・現在は，妻が複雑性悲嘆におちいる危険性があるのかどうかの判断は難しいが，妻を支援していくなかでアセスメントを続ける．
3.	個々の悲嘆のプロセスを理解する	妻の悲嘆のプロセスを課題理論で考えると，課題Ⅰのように夫の予後が数日であることは受け入れがたい状況である．一方，課題Ⅱでは多彩な感情に向き合い，看護師にその感情を吐露することで，妻なりに乗り越えようと対処している．しかし，感情と折り合いがつかず，夫の介護や育児にも追われ，心身の不調をきたしている状況である．また，夫と病状や今後についてオープンに話し合えていない．
4.	通常の悲嘆のプロセスを促進する	・悲嘆にともなう感情，認識について落ち着いて語れるような環境を作り，感情の整理と夫に死が近いことを意識できるよう傾聴する（病室以外の場としてデイルームや面談室など）． ・不安や緊張が強度で，不眠が続く場合には，心理士，精神科医への依頼を検討する． ・妻の支援者として，親や親類などに働きかけ，付き添いや子どもの世話の依頼など，妻が生活に追われることなく夫の側にいることができるようにする． ・K さんに病状を伝えることを再考し，K さんと家族が伝えたいことを伝え，やり残しがないように支援する． ・子どもたちにも K さんの病状を伝え，ともに過ごせるよう支援する． ・妻と死別の意味について考えてみる（夫の病気や死を通して学んだこと，成長したこと，残された人生をどう大切に生きるかなど）．

・死後の手続き，夫のいない生活がどのようなものか，経済面など新たに担う役割は何か，負担を減らす工夫はあるかなど，死に備えるためのリハーサルを支援する．

・Kさんの闘病をしっかり支えてきたこと，子育てとの両立など妻のがんばりをねぎらい，承認する．

・死別後の家族に起こる心身の変化，相談できる場を伝える（遺族のためのリーフレット，遺族のサポートグループ，精神科など）

・死の状況は，悲嘆のプロセスにも影響するため，Kさんの症状緩和に努め，安楽な状態であることを保証する．

・上記は，担当看護師を中心としつつも，多職種チームで共有し，妻と家族のニーズに応えられるようにする．

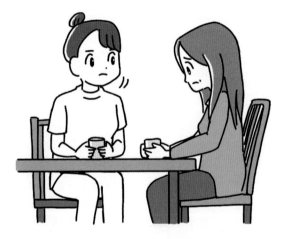

落ち着いて語れるような環境を作る

事例分析を終えて

　悲嘆の理論の型紙から，事例分析をしてみると，看護師は妻の思いを傾聴し，感情を整理するための機会をもつことができました．しかし，予期悲嘆をアセスメントしケアに活かす視点が不足していたことがわかりました．また，事例をふりかえってみると，妻への予期悲嘆に対するケアの開始は，予後が数日の状況では，あまりにも残された時間が少なく，死に備えることが困難だったかもしれません．再発・転移により，治療の継続が難しくなりつつある時期から，早期のケアが必要だったでしょう．事例分析から得られた，ケアに活かせる3つのポイントを解説します．

悲嘆の理論の型紙で導き出されたこと	看護介入
1.　感情と折り合うことを支える	・妻の思いを聴く機会をもつ． ・悲嘆にはさまざまな感情をともなうことを伝える． ・夫の死を信じたくない思いがあることを認めつつ，死に備えてすべきことを伝える． ・介護と育児を抱えている妻のがんばりをねぎらう． ・家族間のオープンなコミュニケーションの重要性を伝える． ・夫の症状緩和を行い，安楽を保証する．
2.　死への備えを促す	・妻の危険因子をアセスメントし，必要に応じて専門家に介入を依頼する． ・死別後の生活をリハーサルし，妻の周囲の支援者などソーシャルサポートを明確にする． ・具体的に，子どもたちを含めた付き添い，死亡後の手続き，衣服，葬儀について考えがあるかを確認する．
3.　死別の体験に意味を見出す	・上記1, 2の支援を続けるなかで，妻は徐々に限られた時間のなかで，夫のためにいまできること，夫が苦しむことなく死を迎えられることに希望を見出すことができるだろう． ・夫との死別の体験が，妻や家族の人間的な成長の機会を与えることもある．

理論のひとかけら

　本章の事例分析では，配偶者である妻に焦点を当てて解説しましたが，家族メンバーそれぞれの悲嘆ケアが必要であり，子どもたちへのケアは欠かせません．親を亡くす子どもにはどのようなケアが必要でしょうか．事例のように6〜9歳の子どもの死の理解は，「死は終わり」であり，葬儀など死の儀式に好奇心をもったり，「死」の人格化（幽霊の存在など）がみられます．そして，「自分もいつかは死ぬ」ということを理解しはじめるといわれています[14]．子どものわかる言葉を使って，子どものペースに合わせて，親の死を伝えていく必要があるでしょう．大人は，子どもに安心感を与え，世話を続けること，親が死ぬのは自分のせいではないこと伝えることが重要です．子どもの希望があれば，親のケアに参加できるような配慮も必要でしょう[14]．親が子どもの悲嘆への理解を深めたり，死を子どもに説明するための冊子や絵本があります[15]．必要に応じて，家族にそれらを紹介し，子どもたちへどのように伝えるか，一緒に考えていくことも重要な支援です．

引用文献

1) Doka KJ et al：Men Don't Cry…Women Do：Transcending Gender Stereotypes of Grief, BRUNER/MAZEL, 2000
2) 小此木啓吾：対象喪失 悲しむということ，第34版，中公新書，p27-38, 2017
3) ジョン H ハーヴェイ：悲しみに言葉を—喪失とトラウマの心理学．p1-59, 誠信書房，2002
4) Stroebe W et al：Bereavement and Health, p7-8, Cambridge University Press, New York, 1987
5) Smith SA：ホスピス・コンセプト．p94, エルゼビアジャパン，2006
6) Therese AR：Chapter 2 The Six Dimensions of Anticipatory Mourning. Clinical Dimensions of Anticipatory Mourning, Therese A. Rando, editor, p51-101, REASERCH PRESS, 2000
7) 坂口幸弘：悲嘆学入門．p4-6, 昭和堂，2010
8) Nielsen MK et al：Do we need to change our understanding of anticipatory grief in caregivers? A systematic review of caregiver studies during end-of-life caregiving and bereavement. Clinical Psychology Review **44**：75-93, 2016
9) 瀬藤乃理子ほか：複雑性悲嘆の理解と早期援助．緩和ケア **20**（4）：338-342, 2010
10) E・キューブラー・ロス：死ぬ瞬間死にゆく人々との対話，読売出版社，p66-189, 1971
11) Worden JW：悲嘆カウンセリング—臨床実践ハンドブック，第4版，p35-55, 誠信書房，2011
12) 前掲書11），p216-222
13) ロバート A ニーメヤー：＜大切なもの＞を失ったあなたに 喪失をのりこえるガイド．p121-157, 春秋社，2006
14) Espie L：私たちの先生は子どもたち！子どもの悲嘆をサポートする本．p43-47, 青海社，2005
15) 「ホープツリー」がんになった親を持つ子どもへのサポート情報サイト．
https://hope-tree.jp（2021年2月4日検索）

参考文献

1) Coelho A et al：Family Anticipatory Grief：An Integrative Literature Review. Am J Hosp Pallia Med **34**（8）：774-785, 2017
2) Bruke LA et al：Risk Factors for Anticipatory Grief in Family Members of Terminally Ill Veterans Receiving Palliative Care Services. J Soc Work End Life Palliat Care **11**：244-266, 2015
3) Shirado A et al：Both maintaining hope and preparing for death：effects of physicians' and nurses' behaviors from bereaved family members' perspectives. J Pain Symptom Manage **45**（5）：848-858, 2013

4) 中野綾美：家族発達に関する考え方. 家族エンパワーメントをもたらす看護実践（野嶋佐由美監）, p104-108, へるす出版, 2005
5) 日本ホスピス・緩和ケア研究振興財団：「これからのとき 大切な方を亡くしたあなたへ」.
   https://www.hospat.org/pdf/korekara.pdf（2021 年 2 月 4 日検索）
6) 広瀬寛子：悲嘆とグリーフケア 第 2 版, p102-145, 医学書院, 2011

12

自己概念/ボディイメージ

▼

事例 **乳房切除によりボディイメージの変容をきたしたLさん**

■Lさん，女性40歳代後半，会社員．子どもはおらず，同年代の夫と二人で暮らしている．

■診断名：右乳がん（既往歴はなし）

■現病歴：乳がん検診で要精査の指示を受け，病院を受診．右乳房に1.8cm大のしこりがあり，浸潤性乳管がんの診断．リンパ節転移はなくステージIと判断された．主治医からは乳房温存術が選択できること，温存乳房に術後放射線療法を行えば乳房切除術（全摘術）と生存率の差はないことが伝えられた．Lさんの乳がんは早期であるものの，がんの性質によって術後は再発予防のために化学療法（抗がん薬治療）が必要となる見通しである．Lさんは主治医の説明を理解したうえで，がんの恐怖から少しでも逃れたいと乳房切除術を強く希望した．後日，右乳房切除術とセンチネルリンパ節生検[注]が行われ，術中・術後と身体的には順調に経過していたが，創部をみたLさんは取り乱し，泣き出してしまった．

■Lさんの言動：Lさんは涙を流しながら看護師に次のように話した．

・これまで病気なんてしたことがなかったのに，突然こんな大きな病気になって．これから自分はどうなるんだろう．手術は終わったのに，いまも怖くてたまらない．

・少しでも不安を軽くしたいと思って全摘に決めた．がんの治療に専念しようと乳房再建も希望しなかった．でも，平らな胸をみたら，自分が女じゃなくなったようで……．

・何で私なんだろう．子どもにも恵まれなかった．女としての自分はもうどこにもいないような気がする．職場にも迷惑をかけている．元のように働けるでしょうか．

・早期と言われたけど，手術して終わりじゃないんですよね．抗がん薬治療を受けたら，胸だけでなく，髪もなくなってしまうんですね．

・夫には最初温存をすすめられていたんです．夫にはこんな身体，みせられない．夫はいま大事な仕事を抱えているのに，この病気になってから迷惑をかけてばかりです．

・もう傷はみたくない．触るのも怖い．腕も，怖くて動かせない．

・Lさんは術前からしこりに触れないようにしており，術後も創部が視界に入らないようふるまっていた．更衣，保清も創部から視線を外しながら行っている．

[注]乳がん細胞が最初にたどりつくリンパ節を色素法やラジオアイソトープ法などを用いて同定し，転移の有無を調べる方法．腋窩リンパ節郭清を省略できるか判断される．

Lさんの言動から看護師は何を思ったのか

　涙を流すLさんにしばらく付き添っていると，Lさんは自分の身体に対する思いや手術にいたるまでの思いを少しずつ話してくれました．Lさんの言動から看護師が感じたこと，考えたことを表に整理します．

Lさんの言動	看護師の思考
「これまで病気なんてしたことがなかったのに，突然こんな大きな病気になって，これから自分はどうなるんだろう．手術は終わったのに，いまも怖くてたまらない」	がんになったことも，まだ受け止めきれないんだな．手術は無事に終わったけど，気持ちは変わらないままで，つらいだろうな．
「少しでも不安を軽くしたいと思って全摘に決めた．がんの治療に専念しようと乳房再建も希望しなかった」	がんへの恐怖を感じながら，それでも治療に向き合おうと決めてこられたんだ．
「平らな胸をみたら，自分が女じゃなくなったようで……」	実際に全摘した胸をみたらショックだったんだな．女性であることに変わりはないけど，なんて声をかけたらいいだろう．
「何で私なんだろう．子どもにも恵まれなかった．女としての自分はもうどこにもいないような気がする．職場にも迷惑をかけている．元のように働けるでしょうか」	やり場のない気持ちがあるんだろうな．そのせいでネガティブな気持ちになりやすいのかな．そのようななかでも，退院後の生活を考え始めているんだな．
「早期と言われたけど，手術して終わりじゃないんですよね．抗がん薬治療を受けたら，胸だけでなく，髪もなくなってしまうんですね」	医師からの説明を理解しているってことだな．術後の治療もしっかり受けてほしいけど，脱毛のこともつらそうに話しているな．

「夫には最初温存をすすめられていたんです．夫にはこんな身体，みせられない．夫はいま大事な仕事を抱えているのに，この病気になってから迷惑をかけてばかりです」	夫とはどんな話をして全摘に決めたんだろう．夫の反応が心配なのかな．申し訳ない気持ちもあるみたいだから，夫婦でうまく話ができたらいいな．
「もう傷はみたくない．触るのも怖い．腕も，怖くて動かせない」	自分の身体なのに，みるのも触るのも避けたいって本当に苦しいだろうな．これからも付き合っていかないといけない体だし，自分の身体の一部として大事に思ってもらえるようにはならないだろうか．
Lさんは術前からしこりに触れないようにしており，術後も創部が視界に入らないようふるまっていた．更衣，保清も創部から視線を外しながら行っている．	ずっと怖かったんだろうな．無理強いはできないけど，退院後の生活もあるからどうにかできないかな．

　看護師は，Lさんの言動から「がんになったことを受け止めきれず，やり場のない気持ちを抱えていること」「全摘した自分の胸をみて，みるのも触るのも避けたいほどショックを受けていること」「自分自身の思いだけでなく，夫の反応も気がかりに思っている様子であること」などを理解しました．同時に，Lさんが「がんへの恐怖を抱えながらも治療に向き合おうとしてきたこと」や「医師の説明をしっかりと理解し，今後の治療や退院後の生活に目を向け始めていること」を知りました．

　このままでは退院後の生活に支障が出てしまうことも予想されるため，看護師としてはLさんに全摘した胸を含めていまの身体を自分の身体として大事にしてほしいと考えています．今後Lさんが体験する術後の治療を乗り越えていくためにも，治療にともなう外見の変化に対処する方法を習得してもらう必要があると思っています．しかし，Lさんのつらい気持ちも理解でき，どのように言葉をかければよいのか，自分に何ができるのか悩んでいます．

　皆さんなら，Lさんにどのようにかかわりますか？　女性としての象徴を失ったように感じているLさんに看護としてどのような支援を行うことができるでしょうか．ここからは理論を用いてさらに事例を分析し，Lさんに対する看護支援について考えてみたいと思います．初めにこの章で扱う理論を紹介します．

自己概念/ボディイメージの紹介

　この章では「自己概念」「ボディイメージ」の理論を活用します．どちらもさまざまな学問分野で検討されてきた理論です．いくつかの理論があることを前置きしたうえで，ここでは代表的な看護理論家の一人であるシスター・カリスタ・ロイ博士の自己概念様式について紹介します．自己概念様式とはロイ博士が形成したロイ適応看護理論（以下，ロイ理論とします）に登場する適応様式の1つです（**図1**）．

　理解を深めるために，ロイ理論の基本となる"人間を適応システムとしてとらえる"考え方をまずおさえておきましょう．ロイ理論では，人間は環境の変化に肯定的に応答（適応）し，環境に影響を及ぼす能動的な力をもつとされています[1]．そのメカニズムは，①インプット（入力）→②コントロール（制御）→③アウトプット（出力）→④フィードバックというシステムの一連の要素で説明することが可能です．つまり，人間は①内外の環境から刺激を受け，②対処プロセスを媒介して③行動し，④行動が新たな刺激となってインプットに戻る"システム"として表現されています[1]．適応様式はエフェクター（効果器）と考えられており，一般に適応様式を通して行動が現れるという関係にあります[2]．

　この考え方に基づいて，自己概念様式では，行動（アウトプット）をアセスメントし，行動の刺激（インプット）に着目して適応を促進するよう働きかけます．患者ではなく刺激を

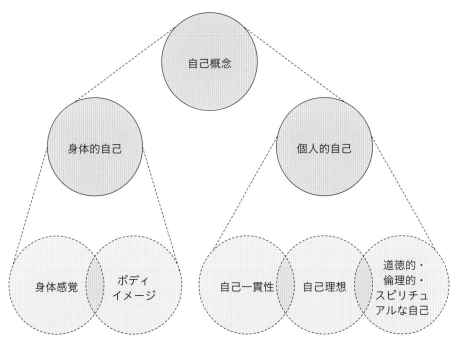

図1　個人の自己概念様式とその理論的基礎

（シスター・カリスタ・ロイ：ザ・ロイ適応看護モデル（松木光子監訳），第2版，p405，医学書院，2010より許諾を得て改変し転載）

操作することがポイントです．自己概念様式は人間の心理学的側面や霊的側面に焦点を当てた適応様式で，自分が何者であるかを知り，意味と目的をもって存在する精神的・霊的な統合を達成することを目標としています[3,4]．言葉の定義を整理しておきましょう．

●自己概念：個人がある時点で自分自身に対して抱く信念と感情の合成体であり，内的認知と他者との反応についての知覚によって形成される．人の行動を導くもの．個人の自己概念様式は身体的自己と個人的自己の2つの構成要素からなる．ボディイメージは身体的自己に含まれる要素である．
・身体的自己：自分の身体に対して自己評価すること．
　　ボディイメージ：自身の身体についての見方．自分の個人的外見についての見方．
・個人的自己：自己の性格，期待，価値観，価値についての個人の評価．

（下舞紀美代：自己概念-集団アイデンティティ様式の理解．ロイ適応看護理論の理解と実践（小田正枝編），第2版，p90-104，医学書院，2017より引用）

自己概念/ボディイメージの型紙

　理論にもとづく看護過程の 6 つのステップ[3-5]に沿って型紙を作りました．型紙に沿って事例を理解するとケアの具体的なアプローチを導くことができます．

型紙	型紙の目的	看護に活かせる効果
①行動のアセスメント	・外見や自己についての言葉，表情，身だしなみ，姿勢などの行動をとらえ，行動を規定している自己概念（身体的自己と個人的自己）をアセスメントする． ・その人自身が自分の身体をどのように知覚しているか，また，行動の背景にどのような価値や信念，思考があるのかに着目する． ・それらの行動が適応行動（統合を促す反応）か非効果的行動（統合に役立たない反応）か判断する．	⇒行動を規定している個人の自己概念を理解し，非効果的行動を同定できる．
②刺激のアセスメント	・行動と対比させながら行動に影響を与えている刺激を明らかにする． ・刺激を分類する． 　焦点刺激：人間適応システムに最も直接的に影響を及ぼす内的・外的刺激． 　関連刺激：ある状況にみられる焦点刺激以外のすべての内的・外的刺激． 　残存刺激：現在の状況に影響していると思われるが，その効果について明確ではない刺激．	⇒介入を導く具体的な刺激を明らかにできる．
③看護診断（適応状態についての記述）	・①②で評価した行動と刺激を合わせて考察し，個人の適応状態（精神的・霊的な統合性）を記述する．	⇒個人の適応状態を理解することができる．
④目標設定	・自己概念の変化によって達成される行動成果を記述する．	⇒介入の効果を評価する行動指標を明らかにできる．
⑤介入（ケアの選択と実施）	・自己概念における刺激を操作する． ・実行可能なアプローチを見極め，目標を達成できる確率が最も高いものを選択する． ・選択したアプローチを実施する．	⇒適応を促進するためのケアを提供することができる．
⑥評価	・自己概念がどのように変化したかを判断する．	⇒目標が充足されたかどうかを検討することができる．

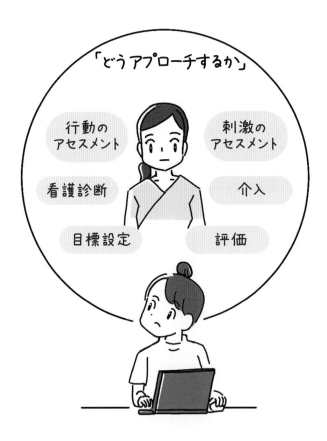

型紙を使った事例分析（ケアの可視化）

それでは，実際に理論の型紙を使って事例を分析してみましょう．

①行動のアセスメント	●身体的自己
	・罹患に対する衝撃，がんや治療とともにあるこれからの自分や今後の生活に対する不安を表出している．乳がんの罹患はLさんがいままで自覚していた「健康的な自分」に反する体験である．術前はしこりに触れないようにすることで病気にかかった自分を知覚しないようにしていたが，手術を受け，手術創を目にしたことで病気の自分を現実的に認知したと推察される．今後も治療は続く見通しであり，罹患前に知覚していた「健康的な自分」を回復できない可能性があることを意識している．「命にかかわる病気を体験している自分」は死の不安を生じさせている．

・乳房の喪失については女性の身体的特徴である胸の膨らみを失ったと認識し，否定的に表現している．女性としての自分を生殖機能に関係する出産とも結びつけており，機能的にも女性としての自分を低く評価するにいたっている．予測される喪失として脱毛があり，さらなるボディイメージの変化を予見している．

●個人的自己

・夫にも職場にも迷惑をかけているという言葉があり，自己の価値を低く評価している．「大事な仕事を抱えているのに」と夫を思いやる言葉からは，妻としてありたい自分の姿と実際の自分が乖離しているように感じていることがわかる．職場にも迷惑をかけたくない思いがあるが，自分はどうあることができるのか不確かななかにいる．

・夫がどのような思いで温存術をすすめていたのか，夫婦間でどのような話し合いが行われたのか情報が不足しているが，少なくとも夫が期待する自分の姿ではないと認識しているようである．夫の反応はLさんにとって影響の度合いが大きく，理想の自分と実際の自分を比べるなかで夫の反応を知ることに不安を示している．

・「何で私なんだろう」という言葉は「何のために自分がこうあるのか」というスピリチュアルな問いであり，このような体験をしながらも自分が存在する意味や目的がみつけられずにいることを反映している．人としての統合性が低下した状態である．

●判断

・術前には健康状態を回復したい強い思いから全摘して治療に専念することを選択したが，変化に自己が脅かされている状況にある．

・術後の身体や乳房の喪失を知覚することを避け，変化している自分と距離を置くことで健康状態の回復・死に対する不安，自己価値の低下に直面しないよう行動している．

⇒自己の統合に働く行動ではなく非効果的行動と判断する．

②刺激のアセスメント	焦点刺激 ・自己像と乖離する身体的変化の知覚. 関連刺激 ・今後の治療にともなう身体的変化の見通し. ・健康状態の回復や死に対する不安. ・周囲（とくに夫）に迷惑をかけたくないという考え. ・自己価値の低下. 残存刺激 ・しこりに触れずに対処した術前の経験. ・夫にすすめられていた術式とは異なる選択をしたこと. ・子どもを授からなかった体験.
③看護診断 （適応状態についての記述）	乳がん治療にともなう身体的変化を脅威と認識することに関連したボディイメージの混乱.
④目標設定	治癒を目指した治療過程における変化として身体的変化を表現することができる.
⑤介入（ケアの選択と実施）	・健康状態の回復や死に対する不安，自己価値の低下についてLさんがありのままの感情を表出できるよう促す. ・Lさんがそれらの感情と術前から付き合ってきたことを承認する. ・手術を受けるまでの思いや術式に関する意思決定の過程についてLさんが言葉にできるよう援助する. ・Lさんが全摘を選択した意味に理解を示し，治療に対するLさんの価値観を反映した選択であることを支持する. ・夫とはどのような話し合いをしてきたのか尋ね，Lさんが夫の思いや考えをどのように認識しているか理解する. ・夫とはどのような関係性にありたいと考えているのか話し合い，夫と何をどのように伝え合うかについて相談する. ・Lさんが知りたいと思う程度を確認しながら，Lさんが家庭や仕事での役割を調整していくために必要な情報を提供する. ・創部については術前と異なる対処行動が必要であることを共有し，一緒に取り組んでいくことを伝えてLさんとともに目標を立てる. ・合併症の予防と早期発見に努め，身体的変化を最小限にとどめる. ・必要に応じて乳房の喪失や脱毛などの外見変化に対応するケアについて紹介する.

⑥評価　介入の結果，Lさんはこれまでの悲しみや苦しみを表出した後，たくさん悩んで術式を決めたことを教えてくれました．そのなかで，治すことを第一に考えたとふりかえり，自分にとっては全摘の方がゆくゆく悔いの少ない選択だと考えたこと，治したい気持ちはいまも変わらないことを話してくれました．夫とも術前よく話し合っており，夫婦でお互いに支え合っていこうと話して手術に臨んでいました．

夫への信頼感を高めたLさんは，夫と思いを伝え合い，変わらず自分を大切に思ってくれている夫の気持ちを知りました．このようななかで，治癒を目指して健康に近づく治療的手段として全摘を希望したことを再認識し，夫に受け止めてもらえる自分であり続けていることを感じたLさんは，身体的変化と自己像を少しずつ重ねてみることができるようになりました．

いまも乳房の喪失を悲しく思う気持ちはありますが，このような刺激の変化を受けて創部を「治療と向き合っている自分の身体の一部」と表現するようになり，看護師とともに創部の観察に取り組んでいます．退院後の生活に向けてリハビリも行うようになり，下着の選択や仕事についての相談を始めました．

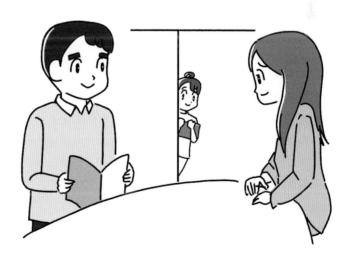

事例分析を終えて

　自己概念/ボディイメージの理論を活用してLさんの事例を分析してみました．型紙に沿って分析するとLさんがどのような体験をしているのかについて理解を深めることができ，私たちが働きかけるべき介入の対象（刺激）と具体的な介入方法がみえてきました．介入の根拠（＝看護師の思考の道筋）がしっかりと示されている点に注目してください．このように看護過程を明示できると，チームで看護計画を共有できるようになり，統一した質の高いケアを提供することが可能となります．また，立案した計画を見直す場合も，何をどのように修正すればよいかポイントがはっきりとみえてくるでしょう．

　今回の事例分析でいちばん理解してもらいたいことは，私たち看護師が行うことは刺激に対する介入であり，実際に評価し適応していくのは患者自身であるということです．他者の反応は患者の自己概念/ボディイメージに影響しますが，他者がこれらを規定することはできません．自己概念/ボディイメージは自分や自分の身体に対する患者自身の評価であって，他者の反応そのものが反映されるわけではなく患者の知覚を介するためです．この点をおさえると，「女性としての自分を失った」と話すLさんに看護師が「胸がなくなっても女性らしさは変わりませんよ」とただ伝えても，Lさんの知覚が変わらなければあまり意味はないことがわかります．場合によっては「あなたに何がわかるのよ！」と怒らせてしまうことさえあるかもしれません．

　同じように患者の知覚を介する点を考慮すると，患者にとって重要な存在である他者の反応とそれ以外の他者の反応では患者の自己概念/ボディイメージに与える影響の度合いが違うことを理解することができます．患者と周囲の人々との関係性を理解しておくことの重要性を改めて感じますね．一方では，患者の認知であるがゆえに，患者にとって本来意味あるはずの事柄が患者の認識にのぼらないという事態も生じます．Lさんの場合には，治癒と（心の安寧を含めた）健康の回復に価値を置いて術式を選択したはずでしたが，創部を目にした途端その意味が影を潜めてしまいました．このとき，Lさんが語ることだけに着目すると解決の糸口はなかなかみえてきません．ここで学んできたように，患者はこれまでの人生や過去の体験を通じて自分は何者なのか，何のために生きているのかを認識し，自己概念/ボディイメージを形成しています．そのため，私たち看護師は患者から語られることだけでなく，これまで患者が生きてきた人生の歩みや疾患・治療に関連して体験してきたプロセスにも関心を寄せ，患者の体験全体を理解することが大切です．合わせて，言語的な表現がすべてではないことを心にとどめ，患者の仕草や表情，態度など非言語的な反応にも関心を向けましょう．

理論のひとかけら

　ここまで紹介してきたように自己概念様式はロイ理論を基盤としています．ここでは，ロイ理論や適応様式に関心をもってくださった方に向けて，文献2，4，5に基づきながらロイ理論における適応様式についてもう少し詳しく説明したいと思います．今回扱った自己概念様式は"個人"の人間システムに対応する適応様式ですが，ロイ理論では"集団"にも適用可能な理論とするために集団の人間システムに適応する集団アイデンティティ様式が加えられています．ほかにも生理的様式，役割機能様式，相互依存様式があり，それぞれ下記のように説明されています．

　【生理的様式】人間の生理的活動の証明であり，生理的統合性を保つための反応に関連している．

　【役割機能様式】人間が社会のなかで占める役割に焦点を当てており，社会的統合性を維持することを目標としている．

　【相互依存様式】対人関係のなかで愛情や尊敬，価値を受けたり与えたりする相互作用に焦点を当てており，関係統合性を基盤としている．

　繰り返し「統合性」という言葉が出てきますが，それはロイ博士が適応システムとしての人間を統合体ととらえているためです．ロイ博士はこれらの適応様式によって適応が維持され，統合性がもたらされることを健康と位置付けています．このように，統合に向かう適応システムとして人間を理解するには，一般的にシステムが「特定の目的を達成するために多くの構成要素が相互に作用しながら1つの単位として機能するもの」であることをイメージするとよいでしょう．人間の適応システムにおいても，それぞれの適応様式は重なり合った部分をもち，相互に関係しながら1つのまとまりを形成し，全体として行動に現れるといわれています．

引用文献

1) 山勢博彰：適応システムとしての人間．ロイ適応看護理論の理解と実践（小田正枝編），第2版，p10-17，医学書院，2017
2) 山勢博彰ほか：適応様式．ロイ適応看護理論の理解と実践，第2版（小田正枝編），p23-25，医学書院，2017
3) 下舞紀美代：自己概念-集団アイデンティティ様式の理解．ロイ適応看護理論の理解と実践，第2版（小田正枝編），p90-104，医学書院，2017
4) Kenneth D Philips/松木光子訳：シスター・カリスタ・ロイ：適応モデル．看護理論家とその業績，第3版（アン・マリナー・トメイほか編/都留伸子監訳），p276-305，医学書院，2011
5) 下舞紀美代：ロイ適応看護理論に基づく看護過程．ロイ適応看護理論の理解と実践，第2版（小田正枝編），p27-40，医学書院，2017

参考文献

1) シスター・カリスタ・ロイ：ザ・ロイ適応看護モデル（松木光子監訳），第2版，p405，医学書院，2010

13

がん患者の療養上の意志決定プロセスを
支援する共有型看護相談モデル（NSSDM）

▼

事例　**終末期を過ごす療養場所の選択に悩むMさん**

■Mさん，男性65歳，妻と実母（認知症）との三人暮らし．娘，息子は他県に在住．

■現病歴：食道がんIVb，肺転移，肝臓転移，CDDP療法4クール目がまもなく終了予定（既往歴はなし）．

■Mさんの言動：

・主治医から「化学療法の効果がみられなくなり，治療はこれで終了となること」を聞き，「治療に期待していたのに効果がないなんて，これまで治療をがんばってきたのに報われない」，「これからは，ただ死を待つだけになるのか」と困惑している．

・「身体のだるさがあり，食欲がない状態で，自宅で生活できるか自信がない」と今後の生活に不安を感じている．

・治療ができないのであればできるだけ自宅で過ごし，家族に少しでも迷惑をかけないように最期は緩和ケア病棟で迎えたいと思っている．

■家族の気持ち：

・妻としては，患者を支えたい気持ちはあるが義母と夫の2人の介護となると正直なところ負担に感じてしまう．また，体調が優れない様子の時に手伝おうとすると，うっとうしがられることが多く，どのようにかかわったらよいかわからない．

・娘としては，最期はできる限りのことをしてあげたいと思っているが，介護するにも距離があり仕事もあるため，まず何から調整をすればよいのかわからない状態である．

M さんの言動と家族の様子から看護師は何を思ったのか

　看護師は，主治医から治療の終了を告げられたあとの M さんの反応が気になり，今後の在宅療養の調整を図るために，**表 1** に示す内容についてアセスメントをしました．

表 1　初期段階でのアセスメント内容

患者・家族の言動	看護師の思考・判断
【M さん】これまで治療をがんばってきたことに対して報われない気持ち	・薬物療法中は有害事象に耐えながら，少しでも長く生きることを目標にがんばってきた様子を思い出し，患者の気持ちを想像する． ・診断時に，主治医から薬物療法の奏効率を聞いているので，治療の限界についてある程度理解されていると思っていたが，やはりショックだろう． ・具体的にどのような気持ちなのか，確認したほうがよいのだろうか．それとも，あえて聞かないほうがよいのか．
【M さん】「これからは，ただ死を待つだけになるのか」と困惑している	・主治医から「治療効果がない」と聞き，次の治療の選択肢がないと宣告されたように受け止め，絶望的な気持ちになっているのか． ・治療ができなければ死んでしまうと，「死」が間近に迫ってきているような気持ちになっているのか．
【M さん】倦怠感や食思不振などの症状を呈している状態で，在宅療養できるのかと不安を感じている	・倦怠感や食思不振はどのくらいの程度なのだろう．症状緩和はどのくらいできるのだろうか． ・在宅療養になった場合，どのようなことが困るのか．
【M さん】できるだけ自宅で過ごし，緩和ケア病棟で最期を迎えたい	・ご自宅での生活をどのようにイメージされているのか確かめた方がよさそう． ・最期を迎える場所として，緩和ケア病棟を選択肢としてあげられているが，それはなぜなのかな．理由として「家族に迷惑をかけないように」と話されているが，それはどのようなのか．
【妻】2 人の介護となることに負担を感じている	・主たる介護者となるのは妻であるが，在宅療養となった場合，どのようなことに負担を感じているのか．
【妻】うっとうしがられることが多く，患者にどのようにかかわったらよいかわからない	・薬物療法中，M さんにどのような支援をして，受け入れられなかったのか． ・その時，なぜ M さんは家族の支援を受け入れなかったのか．

【娘】何から調整をすればよいの かわからない	・入院中は娘さんとお会いする機会はほとんどなかったが， Mさんとの関係性はどうなのだろう． ・在宅療養において，娘さんはどの程度患者さんの支援を することができるのだろうか． ・娘さんがイメージされている調整とは，何を意味してい るのだろうか．

　看護師は，外来診察を終えたMさんの様子から，期待していた治療に裏切られたような気持ちになっているのではないかと心配になり声をかけました．この時点では，Mさんが絶望感にさいなまれているなかで看護師としてどのようにかかわったらよいのかわかりませんでした．しかし，現在の気持ちについて確認してみると，Mさんが置かれている状況として以下の点がみえてきました．

<Mさんの状況>
①治療が終わったあとの生活がイメージできない．
②倦怠感や食思不振などの症状が苦痛となっている．
③できるだけ家族に迷惑をかけない範囲で在宅療養したい．
④妻や娘が支援者としてどのように役割を果たしたらよいのかわからず困惑している．

　がん患者が，主治医から治療終了について告知され，次の療養場所について考えなければならなくなったとき，まずは患者自身が現状をどのように受け止めているのかという点について，確認することが大切になります．Mさんの場合，看護師が告知後の反応をキャッチして話を聞いてくれたことがきっかけとなり支援が始まっています．このように，看護師が患者の反応や変化に気づくことは大切なことです．もし，看護師が患者の状況を確認せず，医療者主導で在宅療養に切り替えるための支援を始めてしまうと，患者にとってよい意思決定（療養場所の選択）ができなくなるからです．これは，意思決定支援のはじまりといえます．

　では，具体的にどのように意思決定支援を始めたらよいのでしょうか．意思決定の主体はあくまでも患者であることを念頭に置き，患者の状況に即した意思決定支援をしていくことが必要です．次項では，意思決定支援にかかわる看護モデルをご紹介します．

がん患者の療養上の意思決定プロセスを支援する共有型看護相談モデル（NSSDM）の紹介

　看護師が使用する意思決定支援ガイドの1つとして，『がん患者の療養上の意思決定プロセスを支援する共有型看護相談モデル（Nursing Model for Supporting Shared Decision Making：以下，NSSDM）』があります．NSSDM は，がん患者の事例をもとに作成されており，患者が自分の気がかりや価値観に気づきながら，療養生活にかかわる意思決定をすることができることを目的とした意思決定支援ガイドです．NSSDM では，患者の意思決定プロセスにおける変化と，看護師がその変化をとらえながら用いる療養相談技術が意思決定プロセスのなかで示されています．具体的には**図1**に示す構造となっています．

　NSSDM では，患者と看護師の内部感覚が重なりあう様相が円の重なりとして表現されており，この重なる部分が意思決定プロセスのなかで患者と看護師間で共有される部分となります．つまり，患者がどのような意思決定プロセスをすすんでいるのか，看護師はそのプロセスにどのようにかかわろうとしているのかという点が互いに共有されるということです．

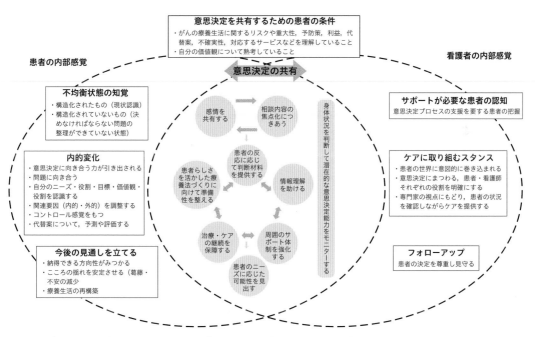

図1　がん患者の療養上の意思決定プロセスを支援する共有型看護相談モデル
（川崎優子：看護者が行う意思決定支援の技法30 患者の真のニーズ・価値観を引き出すかかわり，医学書院，2017 より転載）

NSSDM の型紙

意思決定支援における 9 つのスキルと 30 の技法

　NSSDM の全体像は前項で概説しましたが，ここではこのモデルの中央部分に位置している看護者が用いる療養相談技術について具体的に説明します．がん患者の意思決定支援場面における看護療養相談技術には，9 つのスキルがあります．表 2 は，各スキルを用いたときの患者アウトカムを示しています．

表 2　意思決定支援における患者アウトカム

スキル	患者のアウトカム
Step 1	
スキル1：感情を共有する	・気持ちの変化（感情）と向き合い，気持ちが安定する． ・看護師の助言に耳を傾ける余裕をもつことができる． ・感情的な表現により隠されていた部分がみえるようになる． ・視野が広がり，事象を肯定的にとらえられるようになる．
スキル2：相談内容の焦点化につきあう	・抱えている真の問題が顕在化する． ・意思決定にかかわる要因を整理することができる． ・意思決定において必要な支援内容がみえてくる． ・価値観を明確化することができる． ・抱えている課題を焦点化することができる． ・客観的な視点でとらえることができるようになる．
全段階	
スキル3：身体状況を判断して潜在的な意思決定能力をモニターする	・意思決定を阻害するような心身の変化に目が向けられるようになる． ・潜在的な意思決定能力の回復を図るためのケアを優先的に受けることができる．

Step 2	
スキル4：自分らしさを生かした療養法づくりに向けて準備性を整える	・生活史や価値観が明確化する. ・日常生活へ取り入れやすい方法を提示することができる. ・支援が必要な部分を明確になる. ・主体的に療養生活に取り組めるようになる. ・先の見通しを立てることができるようになる.
スキル5：患者の反応に応じて判断材料を提供する	・視野を広げることができる. ・信頼性のある情報に素早くアクセスすることができる. ・情報を受け入れやすくなる. ・選択肢を比較する判断基準をもつことができる. ・各情報の重み付けをすることができる.
スキル6：治療・ケアの継続を保障する	・気持ちに余裕ができて先のことが考えられるようになる. ・支援ルートが確立しニーズに応じたケアが受けられるようになる. ・支援が求められるようになる. ・自分のペースで療養方法の調整を図ることができる.
スキル7：周囲のサポート体制を強化する	・必要なサポートを選択的に受けることができる. ・意思決定に集中することができる. ・重要他者から安定した支援が受けられる.
スキル8：情報の理解を支える	・情報を正確に理解し意思決定の判断材料とすることができる. ・身体の変化や治療内容について客観的に認識できるようになる.
Step 3	
スキル9：患者のニーズに基づいた可能性を見出す	・一定の納得をして自己決定する感覚をもつことができる. ・先の見通しを立てて意思決定することができる.

　さらに，各技法の用い方としては以下の示す 3 つの Step を段階的にすすみながら用いることになります（**図 2**）.

　・Step 1：意思決定支援の方向性を見出す（スキル 1，2）

　・Step 2：意思決定するために必要な選択的支援を行う（スキル 4，5，6，7，8）

　・Step 3：最終的な意思決定の確認（スキル 9）

　・全段階：意思決定能力のモニタリング（スキル 3）

　Step 1 では，2 つのスキルを用いて真のニーズと意思決定支援の方向性を明確にします．次に Step 2 では，看護師が患者の状況，反応，相談内容に応じて，5 つのスキルのなかで必要性の高い技術を見分けて選択的に用いることにより意思決定支援を行います．そして Step 3 では，最終的な意思決定を患者とともに導き出すことです．この 3 つの Step を進めるなかで大切なことは，全段階において意思決定能力をモニタリングし，患者の身体状況の変化にともない意思決定能力が低下していると判断された場合には，前段階に戻り意思決定支援方法を見直すことや，意思決定に時間的猶予を与えるということです．

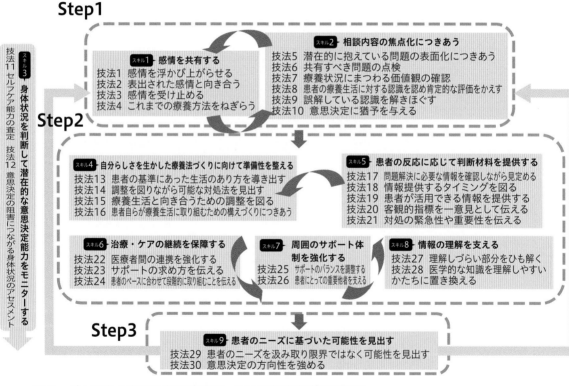

図 2　がん患者の意思決定支援場面における看護療養相談技術

（川崎優子：看護者が行う意思決定支援の技法 30 患者の真のニーズ・価値観を引き出すかかわり，医学書院，2017 より転載）

（Kawasaki Y：Consultation technique using shared decision making for patients with cancer and their families. Clin J Oncol Nur **18**(6)：701-706, 2014）

型紙を使った事例分析（ケアの可視化）

事例を通してみる看護モデルの活用方法

　ここでは，165頁でご紹介したMさんの意思決定支援について，NSSDMを用いて具体的にご説明させていただきます．Mさんは，治療が終了することを主治医から知らされ，今後の療養場所について決めなければならない状況でした．支援の軸を意思決定としてとらえると，療養場所の選択という事象になりますが，Mさんが意思決定するためには**表3**に示す段階的な支援が必要となります．

表3　NSSDMによるMさんの意思決定支援例

スキル	用いる技法
	Step 1
スキル1：感情を共有する	技法3：感情を受け止める ・在宅療養に目が向いているものの，①死を待つだけの生活であるというネガティブなイメージをもっていること，②症状コントロールが図れていない状況下で在宅療養を始めることへの戸惑いを感じていることを受け止める． 技法4：これまでの療養生活をねぎらう ・これまで化学療法を4クール受けるなかで，治療効果を期待しながら有害事象に耐えてきたことに対してねぎらいの声かけをする．
スキル2：相談内容の焦点化につきあう	技法5：潜在的に抱えている問題の表面化につきあう ・認知症を抱えている実母の介護度，家族（妻，娘）の介護力を確認し，在宅療養の可能性を確認する． ・その他，在宅療養を進めるうえでの促進・阻害要因を探索する． ・倦怠感や食欲不振の症状マネジメントの必要度を確認する． 技法6：共有すべき問題の点検 ・Mさんができるだけ自宅で過ごすことができるよう，調整する手段を一緒に探すことを伝える． 技法7：療養状況にまつわる価値観の確認 ・患者の価値観（これまでは生存することを第一に考え生活してきたが，治療ができないのであれば家に帰りたい．しかし，家族へできるだけ負担をかけたくない）を共有する． ・在宅療養を希望する理由について確認する．

	技法9：誤解している認識を解きほぐす ・症状緩和が可能であること，在宅療養を可能にするために，社会資源が活用できることを伝える．
全段階	
スキル3：身体状況を判断して潜在的な意思決定能力をモニターする	技法11：セルフケア能力の査定 ・Mさんは治療効果がなくなってしまったことを受け止め，次のことを考えることができているため，セルフケア能力は高いと判断し，自己決定するための支援を強化する． 技法12：意思決定の阻害につながる身体状況のアセスメント ・倦怠感，食思不振についてアセスメントし，患者の希望する在宅療養の可能性について判断する．
Step 2	
スキル4：自分らしさを生かした療養法づくりに向けて準備性を整える	技法14：調整を図りながら可能な対処法を見出す ・選択肢として在宅療養以外に緩和ケア病棟があることを伝える．その際，それぞれの場所での生活が具体的にイメージできるような情報提供を行う． ・妻の介護力を確認し，Mさんが活用できそうな社会資源情報を提供する． ・Mさんが在宅療養を想定し，実現が難しいと感じる点についてていねいに確認し，該当する部分を代償する方略を一緒に考える． 技法16：患者自らが療養生活に取り組むための構えづくりにつきあう ・まずは倦怠感および食思不振の症状緩和を優先し，身体状況を整え在宅療養に向けて自信がもてるようにする． ・家族の負担を軽減するための社会資源の活用について，Mさんの価値観にもとづいた選択となるよう支援する．
スキル6：治療・ケアの継続を保障する	技法22：医療者間の連携を強化する ・在宅医，訪問看護師と連携を図り，Mさんの価値観や在宅療養支援において必要となる点について情報を共有する． ・MSWと連携し，Mさんおよび実母の介護において社会資源として活用できるものを検討する．

スキル7：周囲のサポート体制を強化する	技法25：サポートのバランスを調整する ・症状緩和を図るために，医療従事者をどのように活用したらよいのか具体的に伝える． ・在宅療養を開始し，身体状況や介護力が変化したとき支援内容を再調整できる可能性について示唆する． 技法26：患者にとっての重要他者を支える ・Mさんの主たる介護者は妻と娘である．両者の気持ちを十分に確認し，必要に応じてケアを行う．また，両者が生活を維持しながら，介護にどのくらいの時間や労力などをさくことができるのか，情報収集する． ・妻は，Mさんへのかかわり方に戸惑いを感じているため，Mさんの気持ちを確認し代弁者として橋渡しをする． ・娘は，遠方に在住しているため，Mさんへの支援としてどのようなことが現実的に可能であるのか情報収集する．
Step 3	
スキル9：患者のニーズにもとづいた可能性を見出す	技法29：患者のニーズを汲み取り限界ではなく可能性を見出す ・今回の意思決定は，Mさんのなかで治療継続という選択肢を希望していたが，その選択は難しくなった現状での意思決定となる．そのため，Mさんの価値観に基づいた意思決定といっても限界がある．しかし，その限界があるなかでも在宅療養において少しでも今後の生活に希望が見出せるように，療養環境のイメージ化を図る． 技法30：意思決定の方向性を強める ・可能であれば，在宅療養を試験的に行い調整が必要な事項について確認し，再調整を図る．

事例分析を終えて

看護実践へ活かすポイント

　ここでは，NSSDM を活用して M さんの意思決定支援を行ってきたプロセスを振り返り，各段階において重要なポイントを整理したいと思います．

❶ Step 1

　M さんの場合，感情的な反応は少ないが気がかりとなっていることを表現してくれる方でした．しかし，治療が継続できなくなるということに対しては，少なからず衝撃を受けていたため，その気持ちに対するケアを行っています（スキル 1）．さらに，在宅療養を選択しようとしている理由，家族の介護負担を M さんおよび家族が共に懸念している理由について明確化し，意思決定支援において必要となることを整理していきます（スキル 2）．この段階で，M さんの気持ちや意思決定における課題が明確となり，支援内容としては，在宅療養へ移行するためには準備性，支援体制を強化する必要があることがわかってきました．

❷ Step 2

　ここでは，前段階で焦点化した支援を行いました．具体的には，M さんが在宅療養を始めるにあたり阻害要因となっていることを取り上げ，対応策を検討しています（スキル 4）．次に，支援体制を強化するために在宅，訪問看護師，MSW，重要他者（妻，娘）との調整を図っています（スキル 6，7）．これらの介入により，M さんは在宅療養への懸念が少しずつ払拭され，在宅療養という選択をする意思を強めることができました．在宅療養へ移行する時には，患者が「自宅へ帰ることは難しいのではないか，でも帰りたい……」という気持ちを，「これなら自宅でなんとか生活できそうだ」という気持ちに切り替え，自信をもって意思決定できることが大切になります．

❸ Step 3

　M さんは，在宅療養を選択する方向性へすすんでいますが，もともとは治療継続という選択肢を望んでいた経緯があります．そのため，在宅療養という選択は，本来 M さんの希望に沿った選択ではありません．治療継続が困難になった現状ではこの選択を M さん自身が納得し今後の生活において少しでも希望を見出すことができるようなかかわりが大切です．このかかわりにより，M さんは限られた時間のなかでの生活の仕方について向き合う原動力を得ることができます．

❹ 全段階

　最後に，全段階において M さんのセルフケア能力は安定しており，倦怠感と食思不振の症状緩和には時間を要するという状況でした．しかし，在宅療養しながらでも症状緩和できる方法を検討し，M さんにとって在宅療養という選択が可能であるという判断をしています．

理論のひとかけら

● **看護モデルの背景**

　看護師は，患者の健康問題を解決するためにどのような支援が必要となるのか判断し，患者の生活の質が少しでも改善できるよう，看護ケアに取り組んでいます．その1つに，意思決定支援があります．看護師が行う意思決定支援の特徴としては，患者が抱えている問題が複数ある場合には，意思決定に際して支援が必要であるということが表面化しにくいという特徴があります．つまり，意思決定支援ニーズをいち早く読み取り支援をはじめることが患者の意思決定の質を高めることにつながるということです．

　今回ご紹介した NSSDM は，看護師が活用することを前提として作成されたものです．活用する時に主軸となるポイントは，①意思決定支援が必要となる患者を見極め取り巻く環境を調整すること，②患者と医療従事者間では意思決定スタイルが異なることを十分に理解しておくこと，③患者の価値観を尊重しそれに基づいた支援の方向性を探索すること，④ Shared Decision Making の概念をもとに患者と医療従事者間で意思決定プロセスを共有すること，④意思決定支援のプロセスのなかで看護の援助機能を活かすことの4点です．意思決定支援のゴールは同じでも，NSSDM を用いることにより患者の意思決定の質を上げることが効果検証として実証されています．

引用文献

1)　川崎優子：看護者が行う意思決定支援の技法30 患者の真のニーズ・価値観を引き出すかかわり，医学書院，2017

14

症状マネジメントの統合的アプローチ（IASM）

事例 強い腹痛があり疼痛コントロール目的で入院した N さん

■ N さん，男性 50 歳代前半，会社員，妻と二人暮らし，子どもが二人いるが長女は大学生で県外に住み，長男は結婚して市内に居住．

■ 診断名：膵頭部がん，肝転移，既往歴：なし

■ 現病歴：2 月から心窩部に痛みがあり，近医を受診し検査により，すい臓がんが疑われ 5 月から病院に入院，精査の結果，すい頭部がん，肝転移が診断され化学療法施行．退院後肝転移に対して動注を施行していたが，膵臓がんは増大．腹痛が増強し，医療用麻薬（オキシコドン）で疼痛コントロールをしていた．主治医から動注はこれ以上効果が見込めないため，症状緩和のために緩和ケアをすすめられて 10 月に同病院の緩和ケア外来を受診した．N さんの希望により在宅療養で経過をみていたが痛みが増強し入院となった．

■ N さんの言動：N さんは，現在の痛みについて，次のように話してくれた．

・突然に手術ができないほど進行していると言われ，化学療法に望みをかけ治療をがんばったが，どんどん悪くなるばかりで，痛みはもう手に負えない．

・左の上腹部が痛い．表も裏も．表現が難しいけど絞られる感じ．NRS 5 か 6 の痛みが常にあって，前触れなくくる痛みは NRS 10．N さんの表情は硬く，腰に手を当ててさすりながら話している．

・薬が効くのを待つだけ．動きとは関係なく痛い，痛みは一定しない．1 日のうちでもいつくるかわからないから薬の使い方も難しい．対処法はない，何をしても楽にならない．

・痛みで気持ちも身体も両方つらい．痛むとすごく落ち込む．もういつまでもこの世に居たくない．

・痛みで日常生活ができない，何かやろうとしてもストップしてしまう．

・前主治医に化学療法をしてもしなくても命は同じ，緩和ケアにいくことをすすめられた．緩和ケアは，無理な治療，延命はしないということ．死刑宣告だった．生命予後は年単位ではなく，早くて年内と聞いた．

・いままで困難なことがあっても，落ち込むには落ち込むがやることをやっていれば後はなんとかなる．努力すれば報われると思ってきた．自分は努力家で前向きにやるべきことはやってきたが，いまは努力しても病気は治らない．悔しくてたまらない．なんとか，家に帰り家族と過ごしたい．

N さんの言動から看護師は何を思ったのか

　N さんに痛みのことを話してほしいと伝えたら，いまの痛みの状態や思いをたくさん話してくれました．それを聞いた看護師が感じたこと，考えたことを表に整理します．

N さんの言動	看護師の思考
「突然に手術ができないほど進行していると言われ，化学療法に望みをかけ治療をがんばったが，どんどん悪くなるばかりで，痛みはもう手に負えない」	突然のすい臓がんの診断だったんだ．化学療法も効かず，たった半年でいまのようになって，さぞかし，大変だったろうな．
「緩和ケアは，無理な治療，延命はしないということ．死刑宣告だった」	治療はもうできないと医師から言われて，もうだめだって思っているんだ． 聞いた時はつらかったろうな．いまはどんな気持ちなのかな．
「生命予後は年単位ではなく，早くて年内と聞いた〜〜〜なんとか，家に帰りたい」	予後が年内と具体的に言われて，つらかったろうな．悪い知らせ，いつも一人で聞いてきたのかな，淡々と語ってくれるけど，本当はつらいんだろうな． いろいろな思いを語ってくれたけど，なんといって声かけたらいいのかな． 家に帰りたい思いが強いんだな．
「左の上腹部が痛い．表も裏も．表現が難しいけど絞られる感じ」	お腹だけじゃなくて背部も痛いんだ．絞られる痛みって，相当痛いんだな． 自分の痛みのこと，わかりやすく話してくれるな．
「5 か 6 の痛みが常にあって，前触れなくくる痛みは 10」	NRS で 5 か 6 ということは，痛みは相当強いということだ．前触れなくくる痛みが 10 って，ものすごく痛いってことなんだな． 数字で伝えてくれるのでよくわかるな．
N さんの表情は硬く，腰に手を当ててさすりながら話している．	いまも腰が痛いのかな，このまま話しをしてもいいのかな．
「動きとは関係なく痛い，痛みは一定しない．1 日のうちでもいつくるかわからない」	NRS で 10 の痛みが一定しないでいつくるかわからないって，それはつらいな．レスキューうまく使っているのかな． 持続痛だけじゃなくて，予測できない痛みが襲ってくるってことかな．

「薬が効くのを待つだけ対処法はない，何をしても楽にならない」	レスキュー使っているんだ，でもタイミングとか，どうなんだろう．ベースの薬も効いてないみたいだけど，薬しか，痛みを和らげられないと思っているんだ． 何をしても楽にならない，だから余計，痛みに何もかも支配されているように感じているんだな．
「痛みで気持ちも身体も両方つらい．痛むとすごく落ち込む．もういつまでもこの世に居たくないと思う」	痛みはNさんの身体だけでなく，気持ちにも影響を与えているな． この世に居たくないって，相当つらいんだな．
「努力すれば報われると思ってきた．自分は努力家で前向きにやるべきことはやってきた．今は努力しても病気は治らない．悔しくてたまらない」	Nさんの困難なことがあっても努力すれば報われると信じて努力するという今までの生き方も，がんの進行には勝てず，とても悔しい思いを抱いているんだな．
「なんとか家に帰り家族と過ごしたい」	Nさんの予後は年内，在宅療養を希望しているので最低限の日常生活が送れるように疼痛コントロールして，自宅に帰してあげたいな．

　看護師は，Nさんの言動から「痛みがどのような状態なのか」，「自分では痛みに対する対処法がないと感じていること」，「痛みに支配された生活で，精神的にも影響が出てきて，この世に居たくないほどのつらさを体験していること」，「残りの時間を家で家族と過ごしたいと思っていること」などを理解しました．また，Nさんは，これまでの経過と自身の予後についてどのように思っているのかを知ることができました．

　看護師は，痛みでつらい思いをしているNさんを何とかしてあげたいと思いました．Nさんの残された時間を考えると，早く疼痛コントロールして自宅に帰してあげたいと考えました．そのため，医師に処方内容を変えてもらおうと考えました．

　しかし，強い痛みから，精神的にもつらさを感じていて，表情も硬く，Nさんらしい生き方ができなくなっているという状況に，どう対応していけばよいのか，看護師としてNさんに何ができるのか，わからなくなりました．

　皆さんならNさんの痛みをやわらげるためにどのような看護をしますか？　医師に薬物の増量を依頼するだけでよいのでしょうか．自分ことを語ってくれたNさんに，どのような声かけをしたらよいでしょうか？

　ここからは理論を用いて，さらに事例を分析し，Nさんに必要な看護とは何かを導き出してみることにします．まずはこの章で扱う理論を紹介します．

症状マネジメントの統合的アプローチ（IASM）の紹介

　この章で扱うのは「IASM」という看護活動のモデルです．IASM は The Integrated Approach to Symptom Management の略で，日本語では「症状マネジメントの統合的アプローチ」と訳されます．パトリシア・ラーソン博士という米国人によって 1999 年に発表されました．

　IASM は，看護師が症状マネジメントを行う際に，患者がどのように自身の症状をとらえ，取り組んでいるのかを知ることによって，患者を主人公として，患者の強み（セルフケア能力）を活かしながら必要な看護を見出すという看護のアプローチ手法です．

　IASM は症状マネジメントモデル（The Model of Symptom Management：MSM）という中範囲理論がもとになっています（**図1**）．

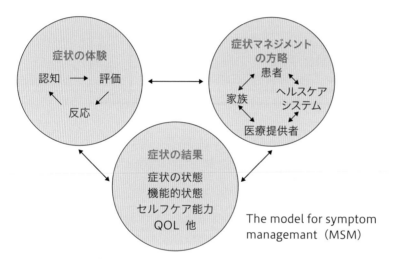

図1　MSM の概念図（UCSF 症状マネジメントモデル（1994））

MSM は「症状の体験」，「症状マネジメントの方略」，「症状の結果」の3つの概念で成り立ち，それらは，相互に関連している．患者の主観を大事にして，「症状の体験」が概念図に表現されている．

（UCSF 症状マネジメント教員グループ：症状マネジメントのためのモデル（河野文子訳）．インターナショナルナーシングレビュー **20**(4)：22，1997 より引用）

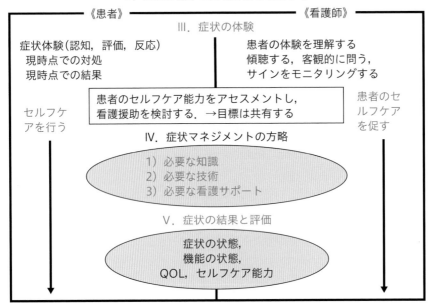

図2　IASM の概念図

IASM は症状マネジメントが患者と看護師によって行われることを示している.

（兵庫県立大学看護学部 IASM 研究班：The Integrated Approach to Symptom Management 看護活動ガイドブック改訂版 Ver.11, 4頁, 2017（未出版）より引用）

　MSM では, 症状はその患者に属していて, 症状の体験はその患者個別のものである, という考え方が基本にあります. 症状の強さや生活への影響は症状を感じている人だけが知っている体験と位置づけています. さらに, 患者は, 症状に対して, 医療者がかかわる前から, 自分の症状を軽減するための何らかの取り組みをしているととらえています. この取り組みによって, 症状の結果が変わってくるのです. このような MSM の考え方をもとに臨床場面で看護師が看護活動に使えるようにしたものが IASM です（**図2**）.

表1　IASM による看護活動

症状を体験している患者とそのケアに責任を持つ看護師が協働して行う症状マネジメントの流れを示している.

1. 症状を定義を明らかにする
2. 症状のメカニズム（機序）と出現形態を理解する
3. 患者の体験（認知，評価，反応）とその意味を理解する
4. 症状マネジメントの方略を明らかにする
5. 体験と方略の結果を明らかにし，セルフケア能力の状態で該当するレベルを判断する
6. 看護者が提供する知識，技術，看護サポートの内容を決定し実施する
7. 活動による効果を測定する

（兵庫県立大学看護学部 IASM 研究班：The Integrated Approach to Symptom Management 看護活動ガイドブック 改訂版 Ver.11，4頁，2017（未出版）より引用）

　看護師は，N さんがどのような体験をしてきたのかを聴いて「つらい思いをしてきた」ことが理解でき，同時にこれまでのつらい体験を乗り越えてきた N さんの強さを感じています．また，痛みを表現する言葉の豊かさ痛みの表現力といった強みがあることも察知しています．これら IASM では，痛みをマネジメントするためのセルフケア能力としてとらえることができます．しかし，N さんの痛みやつらさに対する具体的な支援にこれらをどう活かしていくのかについては，まだ手探りの状態です．

　IASM は 7 つの看護活動（**表1**）によって，患者の症状体験をとらえたうえで，患者のセルフケア能力を明らかにすることで，セルフケアを促進する看護支援を提供します．この 7 つの看護活動を型紙（枠組み）として使っていくと，疼痛マネジメントにおいて，N さんのセルフケア能力を活かす看護を見出すことができます．早速みていきましょう．

IASM の型紙

IASM の看護活動を 7 つの型紙に

　ここでは，IASM の看護活動を元に 7 つの型紙を作りました．7 つの型紙で患者理解をすると次の表のような効果があります．

型紙	型紙の目的	看護に活かせる効果
①症状の定義を明らかにする	・症状ごとに定義を明確にし，患者にかかわる専門家の間で共有する	⇒看護活動評価の焦点が明確になる
②症状のメカニズム（機序）と出現形態を理解する	・どのようなメカニズム（解剖学的，生理学的，病理学的）で症状が起こっているかを知る．また，心理社会的・スピリチュアルな側面からも明らかにする ・症状がどのように現れるのか，その時期や形態を知る ・症状の治療内容や，患者のもつ目標について検討する	⇒ ・患者の症状について包括的に理解できる ・看護の臨床推論ができ，薬物調整の必要性・症状緩和の目標を適切に検討できる
③患者の体験（知覚，評価，反応）とその意味を理解する	・「傾聴」，「客観的な問いかけ」，「サインのモニタリング」によって患者がどのような症状を体験しているのかを知る ・患者が自身の症状をどう評価し，どう反応しているかを知る	⇒患者を主体にした視点で症状の体験と，体験している患者にとっての症状の意味が理解できる
④症状マネジメントの方略を明らかにする	・患者が自身の症状にどう取り組んでいるか，主体的に取り組む動機付けがあるかを知る ・患者の症状緩和の目標を知る ・患者の症状マネジメントに参加する人々の取り組みを知る	⇒ ・患者の症状マネジメントへの姿勢を把握できる ・患者の症状マネジメントにかかわる人の取り組みが理解できる

⑤体験と方略，その結果を明らかにし，セルフケア能力の状態で該当するレベルを判断する	・セルフケア能力（症状の表現能力，評価能力，反応のバランス，行動や思考の論理性，マネジメント活動の評価能力，薬剤の評価能力，マネジメントの知識，セルフケア行動の実行力，リソースを使う能力など）を知る ・強みがあっても活かせていない場合は，なぜか，どうすればセルフケアできるようになるかを明らかにする ・患者のセルフケア能力が低い場合には，補う人が周りにいるかを知る	⇒患者のセルフケア能力を把握することができ，強みをどのように活用して看護をしたらよいかを検討できる
⑥看護師が提供する知識，技術，サポートの内容を決定し実施する	・患者が必要とする「知識・情報」「技術」や「看護サポート（声かけ）」を明らかにする ・患者にセルフケア能力がある時はそれを最大限に引き出せるように，ない時はそれを補うような看護の方針を明らかにする	⇒ ・患者のセルフケア能力に応じたケアを提供することができる ・看護師が行う具体的なサポートを明らかにできる．患者と信頼関係を築くことができる
⑦看護活動による効果を測定する	・看護介入を一定期間続け，患者の症状・機能の状態・QOL・セルフケア能力がどのように変化したかを知る	⇒患者を主体とした適切なケアを行えたかを評価できる

型紙を使った事例分析（ケアの可視化）

①症状の定義を明らかにする	国際疼痛学会は痛みを「実際に何らかの組織損傷が起こった時，あるいは組織損傷が起こりそうな時，あるいはそのような損傷の際に表現されるような，不快な感覚体験および情動体験」と定義している．痛みは主観的な症状であり心理社会的，スピリチュアルな要素の修飾を受ける[1]．
②症状のメカニズム（機序）と出現形態を理解する	**●症状のメカニズム** ・Nさんの腹痛は，神経学的分類からすれば，侵害受容性疼痛と神経障害性疼痛である． ・侵害受容性疼痛として，すい臓の被膜の伸展により痛覚受容器が刺激され，左側の心窩部から背部にかけての痛みが生じていると考えられる．すい臓は後腹膜臓器でありがんが後腹膜腔内に広がることで，強い上腹部痛あるいは背部痛となっていると考えられる． ・神経障害性疼痛として，すい頭からの神経は右大内臓神経に入っており，腹腔神経叢への浸潤が考えられる． ・身体的な痛みだけでなく，予後に関連した精神的な痛みもある．また困難に打ち勝ってきた生き方ががんに通用せず，悔しさとともにスピリチュアルな痛みも生じている． **●出現形態** ・持続痛と突出痛（breakthrough pain）がある． ・痛みの誘因がなく予測できない突出痛の出現がある．前触れなくくる痛み，動きとは関係のない痛み，いつくるかもわからない一定しない痛みを体験している．
③患者の体験（知覚，評価，反応）とその意味を理解する	・痛みの程度を数値で評価できる． ・痛みの表現が難しいといっているが，痛みの性質を考えると表現内容は豊かである． ・痛みが強く日常生活に支障がある．痛みにより気分が落ち込み，情緒的な反応を表出している． ・どのように対処したらよいか手立てもなく，痛みに支配された生活になっている ・困難に対し，努力で打ち勝ってきた生き方が通用せず，悔しさとともにスピリチュアルな痛みを抱えている． ・前触れなくくる痛みへの対処法がわからず，自分ではマネジメントできないと考えている． ・痛みはNさんの生活の自立を阻害し，スピリチュアルペインを生みだしている．
④症状マネジメントの方略を明らかにする	・薬以外に対処法がなく，その薬も効果が十分でない． ・NRS10の痛みにはレスキュー薬を使っているが，使用のタイミングや量は適切か． ・痛みを緩和して，家で家族と一緒に過ごしたいという目標はあるが，強い痛みに対して手立てがなく，無力感が強い．

⑤体験と方略，その結果を明らかにし，セルフケア能力の状態で該当するレベルを判断する	i．症状の体験と方略の結果 ・Nさんは，症状の表現能力はあり，症状の評価も行えている． ・しかし，痛みが一定せず，突出痛に対して自分では手立てがない状態である． ・対処できない痛みによって気分的な落ち込みもある． ii．自宅では，自分なりにセルフケア能力を活かしてマネジメントしてきたが，現在は，強い痛みのために，もち合わせているセルフケア能力を発揮できていない状態である． ・強い痛みがコントロールできるまでは，医療者や家族がNさんのセルフケアを部分的に代償することが必要．
⑥看護師が提供する知識，技術，サポートの内容を決定し実施する	i．知識・情報の提供（Nさんの妻にも同席してもらう） ・痛みのメカニズムと出現形態，ならびに持続痛と突出痛の違い． ・持続痛と突出痛を別に考えて対応していくこと． ・痛むときは我慢せず，レスキュー薬を使っていくこと． ・医療者がレスキュー薬を使用するタイミングを一緒に考えること．
	ii．技術の提供 ・レスキュー薬使用のタイミング（いつ使えば痛みが軽減するか）と使用方法． ・薬の効果を評価する方法を一緒に考える． ・レスキュー薬使用により痛みが増強しなかった時は，そのタイミングで使えたことをよい経験としてフィードバックする．
	iii．看護サポート（声掛け等）の提供 ・診断からいままで大変な体験をしてきたことをねぎらう． ・気分の落ち込み，つらさを傾聴する． ・自宅では痛み止めを使って工夫されていたが，病院では強い痛みがおさまるまでは医療者に安心して任せてほしいと伝える． ・マネジメントできている箇所もあるが気づいていないところをきちんと伝える．（例：症状を数値で伝えてくれることで，Nさんの痛みを医療者がよく理解できているので，大変だけど続けてほしい，など） ・Nさんが自宅に帰りたいと思っていることをよく理解していること，看護師もその思いを支えていきたいと思っていることを伝える． ・Nさんだけでなく妻の気持ちにも寄り添う．
⑦看護活動による効果を測定する	突出痛のコントロールを目的に，レスキュー薬の使い方を習得する働きかけを行い，痛みの増強が抑えられる経験を重ねた．また，常時NRS 5〜6の痛みがあったが，ベースとなる薬剤の増量により，NRS 3〜4の痛みになった． 看護師による適切なフィードバックを通して，徐々にNさんの様子に変化がみられ，「対処法はなく，何をしても楽にならない痛み」を「適切に薬を使えば和らぐ痛み」と認識するようになった． 結果，Nさんは自宅に帰ってしたいことを看護師に話すようになった．

事例分析を終えて

　IASM の 7 つの型紙に沿って N さんがたくさん語ってくれた痛みの体験を分析してみました．そうすると，型紙の 4 つ目まで分析がすすむと，N さんの疼痛がどういうものなのか，疼痛を軽減する際に最低限これだけは必要となるということがみえてきました．同時に，N さんの症状に取り組むセルフケア能力も明らかにすることができました．N さんが取り組むべきこと，それに対する N さんの力，そこを照らし合わせてみると，看護師が N さんにどのような看護を提供すればよいのかがみえてきました．

　いかがですか，具体的な声かけをどのようにすればよいのかが，徐々に明らかになってきましたね．最後にこれらの分析結果のなかで，型紙を使ったからみえてきた，ここが重要だという箇所に着目して，ポイントを 3 つに絞って整理してみます．

　まず，N さんの QOL に大きく影響を与えていた痛みに着目しましょう．痛みの出現形態を明らかにしたことで，とくに突出痛にフォーカスすればよいとわかりました．また，薬物療法にいたるまでに必要な患者のセルフケア能力を支援したこと，それにより，薬物療法を用いるタイミングがつかめたことは，痛みのマネジメントで大きな効果を示していました．

　次に，N さんのセルフケアを他者が代償する部分を増やしたことに着目してみましょう．痛みが強く日常生活に支障があった時は，気分が落ち込み，しかもどのように対処したらよいかもわからず，痛みに支配された生活になっていました．前触れなくくる痛みに対し，自分ではどうにもできないと考えていた N さんにとって，医療者や家族が代わりにセルフケアを行ってくれることはさぞ心強かったことでしょう．

　最後に，N さんと看護師の関係性をみてみましょう．つらい体験をされている N さんに対し，看護師が何か構えて声かけをするのではなく，N さんが話した内容をきちんと理解し，支援する気持ちを自然と伝えたことにより，N さんと看護師の距離が縮まっています．スピリチュアルな痛みを理解し，支えたことで深い信頼関係が築かれ，N さんは看護師に今後の希望を伝えることができています．

　以上の 3 つのポイントに対する看護介入を改めて表にします．

IASM の型紙で導き出されたこと	看護介入
①「痛みのマネジメント」 ：Nさんの痛みは出現形態から推論すると，持続痛と突出痛があり，とくに突出痛をマネジメントするためには，Nさん自身が，レスキュー薬をタイミングよく使えるようになる必要があること	・突出痛のコントロールを目的にしてレスキュー薬の使い方を習得する働きかけを行った． ・よいタイミングでレスキュー薬が使えて痛み増強しなかった時は，そのタイミングで使えたことをよい経験としてフィードバックした． ・徐々に，Nさんの様子に変化がみられた．対処法はない，何をしても楽にならないと思っていた痛みが適切に薬を使えば和らぐ痛みという認識に変わった． ・常にあったNRS 5〜6の痛みもベースとなる薬剤の増量により，NRS 3〜4の痛みになった．
②「セルフケアの代償」 ：Nさんは，症状の表現能力があり，痛みを数値で評価し，医療者に伝える力もある．しかし強い痛みのために，セルフケア能力を発揮できていない状態である．現在の痛みの状況からは，医療者や家族がNさんのセルフケアを代償していく必要があり，痛みのコントロールができたら，再びNさんにセルフケアしてもらうとよいこと．	・Nさんの痛みの経過を聞くなかで，診断からいままで大変な思いをしてきたこと，在宅では自分で痛みのマネジメントに取り組んできた体験が語られ，そのことをねぎらった． ・自宅ではいろいろ痛み止めを使って工夫もできていたので，痛みが緩和するまで医療者がマネジメントするので任せてほしいと伝えた． ・Nさんが痛みのマネジメントの主体であることには変わりないが，セルフケア能力に応じて，代償することを伝え，安心された． ・妻も何をどうしたらよいかわからず，苦しむNさんにどうかかわればよいかわからなかったが，看護師からの助言により，Nさんと一緒に痛みのマネジメントに加わるようになった．
③「スピリチュアルペインの緩和」 ：身体的な痛みの増強が精神的，スピリチュアルな苦痛となり，その結果，Nさんが本来の強みが発揮できず，生きる意味を見出せなくなっていること	・Nさんは限られた自分の命と向き合い，痛みに支配されたいまの生活を何とかしたいと思っていること，悔しい思いをされていることがよくわかったことをフィードバックした． ・Nさんが自宅に帰りたいと思っていることがよくわかったこと，看護師もその思いを支えてサポートすることを伝えた． ・徐々にNさんは自宅に帰ってしたいことを看護師に話すようになった．

理論のひとかけら

　理論の活用方法がわかったところで，もう少し理論について知りたいと思った人もいるかもしれません．そういった人のために理論が作られた時代背景について少し触れておきます．

　近年，たとえばがん治療においては治療技術，支持療法の進歩により入院期間の短縮がすすみ，治療の場が入院から在宅に変化しています．患者や家族は，治療による副作用の症状マネジメントや後遺症のマネジメントに対し，主体となって自らケアの責任を担うことが要求されます．

　看護師は患者やその家族が，症状マネジメントをきちんと行える力（セルフケア能力）があるのかをアセスメントしなければなりません．そして，行える場合はその力を活かし，行えなければその対応を考えることが求められます．

　1994年に発表された症状マネジメントモデル（MSM）は，「症状の体験」という患者の主観を概念に取り入れ，症状を客観的なものではなく主観的なものとしてとらえました．このモデルは，症状に対する看護に大きな変化を与えることになりました．従来医療の現場は医学モデルで動いています．しかし，看護の専門性が追求されていくに従って看護モデルで症状をどうとらえたらよいのか，ということが議論されるようになりました．

　1999年にIASMを考案したラーソン博士は，看護師の行うケアが患者にどういった影響を与えるのか，看護師の行うケアを患者はどうとらえているのかなど，看護師，患者間の関係性にもとづいた看護についての研究を行っていました．また，大学院でがん看護の専門看護師の教育に携わっていたことから，「がん看護における専門性の高い看護実践はどうあるべきか」を追求していました．

　これらの考え方はIASMに反映され，IASMの概念図では，患者と看護師の関係が基盤となっていることが表現されるとともに，症状マネジメントにおける看護の役割も表現されたのです．

引用文献

1)　日本緩和医療学会：がん疼痛の薬物療法に関するガイドライン 2010 年版

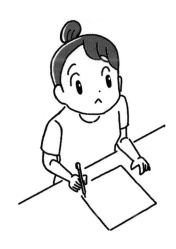

15

心理的ストレス・コーピング理論

▼

事例 化学療法の末梢神経障害によい対処法がなく，苦慮している
Oさん

■O さん，42 歳女性，百貨店婦人服売り場のチーフマネージャー，独身で一人暮らし，両親は他県に住んでいるが妹（既婚）が同じ市内に居住.

■診断名：右側乳がん（既往歴はなし）

■現病歴：3 週間前に右乳房のしこりに気づき，乳腺外来を受診した．精査の結果，局所進行乳がんのステージⅢB（腫瘍径 3 cm，腋窩リンパ節転移あり）と診断され，術前化学療法を行うことになった．AC followed by PTX 療法（A：ドキソルビシン，C：シクロフォスファミド，P：パクリタキセル）の AC 療法が終了しており，今回は 3 回目の PTX を受けるために外来受診した．O さんは 1 回目のパクリタキセルの治療後から手足のしびれを感じており，だんだん強くなってきていると話している.

■O さんの言動：

・いつも，ジンジンしている．料理を作るのも，お風呂でタオルを絞るのも力が入らないからできなくなってきている.

・手足の指が痛くて，感覚が鈍い．ものを落としてしまうことがある.

・平坦なところを歩いていたのに何度もつまずいて，職場でこけてしまった.

・前の治療の時は髪の毛が抜けて，吐き気も強かったけど，インターネットでいろいろ調べて何とか乗り越えられた．でも，手足のしびれはどうやっても軽くはならない.

・意識すると余計に痛みが強くなってきているようでつらい.

・乳がんになって，つらい治療を受けて，何もできなくなってしまって悲しい．毎日涙が出る．泣くと少しは楽になるから.

・この化学療法が終わったら手術なのに，いまの状態で治療が続けられなかったら手術もできないかもしれない.

・仕事に生きがいを感じていたのに，ローヒールを履くこともできなくって，みんなに迷惑をかけている.

・チーフマネージャーとしてがんばってきたのに，いまは同僚に全部サポートしてもらっている．休むことも多くなった．もとの自分に戻りたい.

・看護師さんや先生に聞いたことは守っている．でも，症状は全然よくならないの．生活も仕事もしないといけないから，このままでは何もできなくなってしまう.

- 一人暮らしだし，妹は家庭をもっているので迷惑はかけられない．自分で生活するしかないのに，できないことが多くなってきて，このままになってしまうのではないかと不安だ．付き合っている彼がいるけど，結婚や出産はもうできないと思う．
- 自分は，いままで職場でも私生活でも，いろいろな人の相談に乗ってきた．でも，いまの自分には相談できる人がいない．
- 気晴らしにピアノを弾いていたのに，しびれているからそれもできない．友達と外食するのも迷惑をかけてはいけないと思ってやめている．いまは，できるだけ考えないようにしているの．

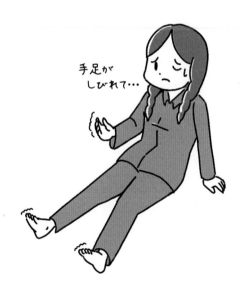

手足が
しびれて…

○さんの言動から看護師は何を思ったのか

○さんの言動	看護師の思考
「いつも，ジンジンしている．料理を作るのも，お風呂でタオルを絞るのも，力が入らないからできなくなってきている」	手足の指がジンジンしていて，一人で家事をするのは無理なんじゃないだろうか．誰かサポートしてくれる人はいないのかな．
「手足の指が痛くて，感覚が鈍い．物を落としてしまうことがある．平坦なところを歩いていたのに何度もつまずいて，職場でこけてしまった」	痛みがあって感覚がないくらいひどいんだ．物を落としたり，こけたりしているけど，仕事や通院を続けられるのかな．
「前の治療の時は髪の毛が抜けて，吐き気も強かったけど，インターネットでいろいろ調べて何とか乗り越えられた．でも，手足のしびれはどうやっても軽くはならない．意識すると余計に痛みが強くなってきているようでつらい」	AC療法の時はがんばっていろいろと工夫しながら乗り越えられたのに，いまはそれ以上につらいんだ．楽になる時はないのかな．パクリタキセルの副作用に対して何か効果的なケアはないのかな．
「乳がんになって，つらい治療を受けて，何もできなくなってしまって悲しい．毎日涙が出る．泣くと少し楽になる．この化学療法が終わったら手術なのに，いまの状態で治療が続けられなかったら手術もできないかもしれない」	乳がんになったことが強いストレスになっているみたいだけど，誰かに話しているのかな．これからの治療がちゃんと受けられるのかな．
「仕事に生きがいを感じていたのに，ローヒールを履くこともできなくって，みんなに迷惑をかけている．チーフマネージャーとしてがんばってきたのに，いまは同僚に全部サポートしてもらっている．休むことも多くなった．もとの自分に戻りたい」	一人暮らしで，仕事が生きがいだって言っていたのに，他人に迷惑をかけていることを情けなく思っているのかな．このままの状態が続いたら，ストレスが強くて精神的に苦しくなって，何もできなくなるんじゃないかな．

「看護師さんや先生から聞いたことは守っている．でも，症状は全然よくならない．生活も仕事もしないといけないから，このままでは何もできなくなってしまう」	だいぶつらい気持ちが蓄積しているようだけど，このままだとストレスが強くなって日常生活に支障が出ないのかな．
「一人暮らしだし，妹は家庭をもっているので迷惑はかけられない．自分で生活するしかないのに，できないことが多くなってきて，このままになってしまうのではないかと不安だ．自分は，いままで職場でも，私生活でも，いろいろな人の相談に乗ってきた．でも，いまの自分には相談できる人がいない」	誰にも頼らない生活をしてきたから，いまも弱音を吐いたり，手伝ってほしいということができないでいるんだ．でも，いまの状況だと，誰かのサポートが必要なんじゃないのかな．
「付き合っている彼がいるけど，結婚や出産はもうできないと思う」	彼にはどう話しているのかな．自分で考えているだけ，自分を追い込んでいるんじゃないのかな．
「気晴らしにピアノを弾いていたのに，しびれているからそれもできない．友達と外食するのも迷惑をかけてはいけないと思ってやめている．いまは，できるだけ考えないようにしているの」	しびれの症状が出てから，自分の趣味や友人との外食などをやめていて，ストレスの発散をどうしているんだろう．

　看護師は，O さんの言動と表情から「精神的ストレスが強いこと」，「しびれの症状がコントロールできていないこと」，「日常生活や仕事に支障をきたしていること」，「この先の仕事や生活についての不安が強いこと」，「誰からのサポートももらえてないこと」，「治療法が変わり，自分ではコントロールできなくなっていると感じていること」を知ることができました．

　これからも化学療法による治療が継続され，その後に手術療法を受けることが決定している O さんに対して，看護師は何とかストレスを軽減し，治療が完遂できるように支援してあげたいと思いました．パクリタキセルによるしびれに対しての効果的なケアはないのか，どうすれば軽減するのか調べてみようと思いました．また，いまはいつもの O さんではなくなっていて，涙を流すことも多く，何もできないでいる彼女の姿をみていると，このまま精

神的ストレスが強くなり，危機状況にまでおちいる可能性があるのではと考えました．もともと，明るくて，責任のある仕事をしていて，病気がわかってからも前向きだったＯさんにどのように対応していけば，いつものＯさんの表情や行動，生活に戻れるのか，看護師として何ができるのかを悩んでいます．

　　皆さんならＯさんの身体的・精神的ストレスに対してどのように対応しますか？　しびれの一般的なケア方法を指導する，あるいは話を聞くだけでよいでしょうか．
　　ここからは理論を用いて，さらに事例を分析し，Ｏさんに必要な看護とは何かを導き出してみましょう．まずはこの章で扱う理論を紹介します．

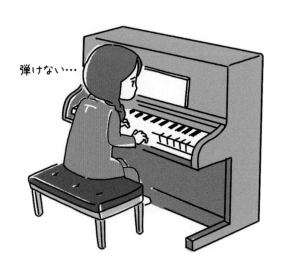

弾けない…

心理的ストレス・コーピング理論の紹介

　この章で扱うのは，ラザルス＆フォルクマンの心理的ストレス・コーピング理論[1-3]です．この理論は，米国の心理学者であるリチャード・ラザルスとスーザン・フォルクマンによって1984年に発表されました．

　ラザルスらの心理的ストレス・コーピング理論は，個人が体験する出来事をその人がどのように評価するか，そしてそれに対してどのように対処（コーピング）するかによって，生じるストレス反応が異なるという心理的ストレスの過程を示したものです（**図1**）．つまり，同じ出来事を体験しても個人がどうとらえるか（評価），どう対応できるかによって，ストレスが強くなったり，消失したりするということです（**表1**）．

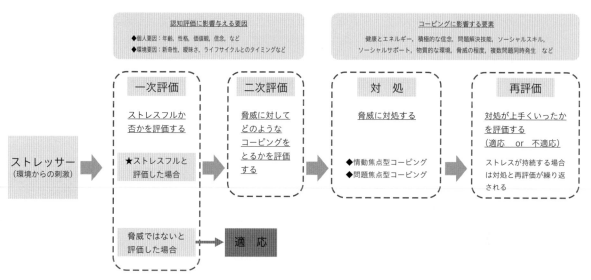

図1　心理的ストレス・コーピング理論のシステム

（文献 1, 4 をもとに著者作成）

表1　認知的評価に影響を与える先行条件

個人的要因	年齢，性別，能力，性格，行動パターン，自己評価，認知の仕方，人生経験，家庭・職場での地位，価値観，信念，知的能力，身体的エネルギー，ソーシャルスキル，情報収集能力，実践力など
環境要因	新奇性，予測性，不確実性，曖昧さ，時間との関係，ライフサイクルとのタイミング
社会支援	経済性，ソーシャルサポート（家族，友人，職場の同僚など）

（文献1，4を参考に著者作成）

　この理論では，ストレッサーに直面すると，人はそれまでの経験や自分の能力，価値観などをもとに，ストレッサーの強さ，解決困難性を評価，認識するといわれています．これを一次評価といいます．そして，自分にとって解決の可能性のある問題であれば解決しようと努力し，解決が困難であれば，信頼できる人に解決の方法を相談したり，精神的支援を求め，心のバランスを保とうとします．このように，どのコーピングを用いるかを評価するのが二次評価です．ストレッサーが強すぎて，本人の対処能力，ストレス耐性の限界を超えるとストレスフルになるというものです．

　看護師は，Oさんがしびれという出来事によって心理的ストレスが強くなっていることを理解しています．ストレスが強くなった出来事は何かを予測すること，Oさんのつらい気持ちを聞くことはできていますが，このつらさを和らげるために具体的にどういう支援をしたらよいのかといった状況にはいたっていません．

　心理的ストレス・コーピング理論では，患者がいまの体験をどのように受けて止めているのか（認知的評価）を明らかにし，どんな対処を行っているか，それは効果的な対処であるのかといったことを評価することで，ストレスの軽減あるいは回避に向けた効果的な看護支援を提供していきます．最終目標は，患者のストレスが軽減または消失することです．心理的ストレス・コーピング理論の4つのプロセス（一次評価，二次評価，対処，再評価）からOさんの状況を理解し，ストレス軽減に向けた看護支援を考えていきましょう．

心理的ストレス・コーピング理論の紹介

4 つのプロセス

　ここでは，心理的ストレス・コーピング理論の 4 つのプロセス[1-5]ごとのアセスメントポイントを挙げました．このアセスメントポイントをもとに患者のストレスの状況，行っているコーピングの内容と効果を理解することができます．

プロセス	アセスメントポイント	看護に生かせる効果
一次評価	出来事が自分にとってストレスか否かを評価する．評価は，①無関係，②無害-肯定的，③ストレスフルに区別される． ①無関係：自分にとっては何の意味も影響もない状態． ②無害-肯定的：害はなく，良好な状態を維持できる． ③ストレスフル：有害あるいは脅威，負担，損害を受けている状態で，害-喪失，脅威，挑戦が含まれる． ・害-喪失：悲哀などの情動．自己の価値や目標，信念などが損害を受けている． ・脅威：怒り，恐怖などの情動．まだ起きていないが，今後，害-喪失が予測される． ・挑戦：ストレスからくる快（熱意，興奮など）の情動．脅威に似ているが，状況に対して利得や成長の可能性があると判断される．	ストレスを引き起こしている状況をどのようにとらえているか．ストレッサーが何で，患者にとってそれが心理的にストレスとなっているのか否かが判断できる．
二次評価	一次評価でストレスフルと評価した場合に，脅威や挑戦に対してその状況を切り抜けるためにどのようなコーピングを行うか，そのコーピングがどの程度うまく働くかを評価する．過去の経験やサポートパーソンの存在，価値観，経過の不確実さ，切迫度，持続性などが影響する．	患者の過去の経験や能力，価値観などをもとに，ストレスを軽減するための対処方法をもち合わせている，否かが判断できる．また，そのコーピングがどのくらい成功すると思っているかが判断できる．

| 対処
（コーピング） | 心理的負担感を減らすために，認知的・行動的に対応しようとコーピングを起こす．コーピングによってストレス反応が和らぐ場合と不動の場合がある．コーピングには2つの種類がある．
・情動中心型コーピング：直面する問題の直接的な解決ではなく，情動的な苦痛を軽減させるために感じ方や解釈の仕方を変えようとするもの．回避，最小化，注意をそらすなどがある．
・問題中心型コーピング：直面している問題に対して，自分の努力で解決したり，周囲の協力を得て対策を立てたり，あるいは回避するような対処行動のこと． | ストレッサーに対して患者がどのようなコーピングを行っているのか，それは効果的なのかといった判断ができる． |
| 再評価 | 行ったコーピングの結果について評価する．適応あるいは不適応にいたる．不適応でストレスが持続する場合は一連のプロセスが繰り返される． | ストレスが軽減した場合はどのコーピングが有効だったのかのフィードバックができる．ストレスが持続あるいは増悪している場合には，有効なコーピングをみつけ，看護支援として介入することができる． |

型紙を使った事例分析（ケアの可視化）

心理的ストレス・コーピング理論の 4 つのプロセスを使って事例を分析してみましょう．

一次評価	●O さんはストレスフルな状況である．
	・O さんは乳がんに罹患し，術前化学療法と手術による治療を受けることになった．いままで病気をしたことがない O さんにとっては今回の出来事は予測不能であり，治療効果の不確かさが脅威となっている．
	・パクリタキセルによるしびれに対して，支持療法薬の服用や，日常生活上の工夫，行動変更などをしているが，症状は改善せず，日常生活行動の一部ができなくなっており，今後の生活への影響や仕事を継続できるのかといった不安が強く，脅威になっている．
	・副作用症状の強い化学療法は O さんにとっては害となっている．
	・O さんは 42 歳の女性で，百貨店婦人服売り場のチーフマネージャーをしている．現在は独身だがお付き合いをしている彼がいて，いずれは結婚，出産をしたいと計画をしていた．また，仕事ではチーフマネージャーをしており，長期間の治療による欠勤と治療の副作用症状出現はライフサイクルのタイミング，役割喪失の点で脅威となっている．
二次評価	●O さんは新奇的な出来事に対して効果的なコーピングをもち合わせていない．
	・しびれの症状に対して，O さんは医療者からの指導を受け入れ実行する力をもっているが，うまくコントロールできていないことを自ら表出したり，支援を求めたりすることはなく，ソーシャルサポートを活用できていない．
	・O さんは職場のスタッフにはできないことを支援してもらっているが，本来自分が周りをサポートする立場であったため，悩みや不安を相談できていない．
	・AC 療法時の吐き気や脱毛に関して，自らインターネットで調べるなどのコーピングを取っていたが，今回はしびれという症状ということもあり，同様のコーピング行動はとれていない．
	・しびれに対して，相談する人もおらず自分ではどうしようもないとあきらめている．
	・化学療法の副作用としてのしびれ未経験の O さんは，現時点でしびれに対して効果的なケア方法を見出していない．治療継続や予後への不安，職場での役割喪失感などは脅威の程度が高く，対処の原動力を妨げている．
	・しびれの症状があることで，いままでの生活のなかで，ストレスを感じた時に行っていたピアノを弾くことや友達と出かけるといったコーピングが活用できない．

対処 （コーピング）	●Oさんは情動焦点型コーピングを中心に行っている. ・Oさんは，自ら積極的に質問したり，相談したりすることはないが看護師や医師から聞いたことは必ず守っている. また，職場でもできないことが増え，同僚などに助けを求めていることや，実施しているケアで効果が出ていないという評価はできている. こういった行動は問題焦点型のコーピングと考えられるが，状況の変化はなく，適応にいたるコーピングとはなっていない. ・Oさんは，しびれがコントロールできないことから，治療や今後の経過，日常生活に不安をもっている. その不安を軽減するために泣くことや，あまり考えないようにして自分の気持ちを落ち着かせようと情動焦点型のコーピングを取っている. 情動焦点型コーピングは気持ちの整理を行う行動であって，問題の直接的解決にはいたらないため，不安や脅威は解消されない.
再評価	●Oさんは出来事に適応していないため，有効なコーピングの導入が必要 ・この時点では，Oさんのしびれに対して効果的な治療方法がなく，今後の治療や経過，仕事，対人関係などに対する脅威は解消されていない. ・Oさんが感じている不安や脅威に対して，恋人や妹，職場で信頼できる上司などにいまのつらい気持ちを話し共感を得ることや支援を得ること，しびれがあっても可能な外出や気分転換の方法をみつける，治療を継続することで死への恐怖がなくなるなど肯定的解釈を行うなどの情動焦点型コーピングを取り入れていくことで不安や脅威が軽減するのではないか. ・Oさんのしびれと生活の状況を看護師や医師に繰り返し相談し，症状の原因を理解することと的確でよい対策をみつけること，いまの自分に問題となっていることは何かを分析し，どのようにすればいいのかを一緒に考えるなどの問題焦点型コーピングを取り入れることで適応にいたるのではないか.

　この分析の結果から，Oさんはストレスフルな状況に対していくつかのコーピングを行っていますが，それは有効ではなく，不安や脅威は軽減していない状況だと判断できます.

　今回のストレスフルの原因となっている化学療法によるしびれは，Oさんにとって新奇的な出来事であり効果的なコーピングをもち合わせていません. そのため，適応に導くための看護介入としては，①不安や脅威などの気持ちを明らかにし，軽減するためにしっかりと話を聞くこと，②Oさんがもっている知識や能力，対人関係を有効利用したコーピングの強化（提案），③しびれに対する効果的な治療・ケアの実施が必要であるということが明らかになりました.

事例分析を終えて

　ラザルスらの心理的ストレス・コーピング理論の4つのプロセスを使って，Oさんのストレスの状況を分析してみました．そうすると，分析前は，がんに罹患して治療の副作用が出現したことでストレスフルになっていると漠然ととらえていたことがわかりました．分析を行うことで，Oさんの心理的なストレスの原因や状況，それに対してOさんが行っている対処はどんなもので，それは有効なのかということが具体的に明らかになってきました．同時に，Oさんのストレスに対する感じ方や対処がいままでのOさんの経験や価値観，信念，コミットメント，対人関係，ライフスタイルなどに影響されていることがわかり，Oさんのもっている力を認め，それを強化しながら有効なコーピングが取れるように看護支援していくことが大切だということがわかりました．

　心理的ストレスに対する支援の最終目標はストレスの軽減あるいは消失です．不安や脅威を示している患者に対して，ただ傾聴するとか情報提供するといった介入では一時的にストレスが軽減したようにみえますが，適応にいたることは少ないです．そのため，心理的ストレス・コーピング理論などを使って，何がストレッサーで，どの程度のストレスと感じているのか，患者の行っているコーピングは何で，それは有効に働いているのかを分析したうえで，効果的なコーピングの提案を中心として看護計画を立案する必要があるということがみえてきました．

　Oさんの状況分析の結果から具体的な看護介入案を表にします．

看護目標	看護介入
1. 不安や脅威の軽減	・Oさんの気持ちやストレスをどう受け止めているかを聴く． ・何がストレッサーになっているのかを分析し，Oさんと共有する． ・つらさや，苦しさを話してほしいと伝え，共感する． ・日常生活や仕事，対人関係で困っていることを聴く． ・しびれによって支障をきたしていることへの対応ができていることを伝える（履物の選択，調理方法の工夫など）．
2. コーピングの強化	●情動焦点型コーピングの提案 ・信頼できる家族や恋人，同僚に今の気持ちを話し共感を得る． ・いままで行っていた，友人との外出や，気分転換をする． ・ここを乗り越えれば手術ができ，良好な予後につながるなどの肯定的な考え方をもつ． ●問題焦点型コーピングの提案 ・なぜしびれが起こっているのか，いつまで続くのかを理解する．

	・症状のモニタリングを行い，医療者と評価する．
	・効果的な対策があるのか医療者に聞く．
	・ほかに同じような体験をしている人はいないのかなどの情報を収集する．
	・治療中のOさんの業務調整を行うことを提案する（いまの状況でも仕事を継続できるように上司と相談する）．
3. 症状（しびれ）の軽減に向けた治療・ケアの実施	・しびれの程度を評価し，パクリタキセルを休薬するあるいは減量，治療方法を変更することを提案する．
	・ビタミンB_{12}や神経因性疼痛治療薬，鎮痛薬などを使用する．
	・四肢冷却法を試してみる．

 ## 理論のひとかけら

　いまでは誰もが使用している「ストレス」「ストレッサー」という言葉は，1930年代に生理学者のハンス・セリエによって定義されました（**表2**）．その後，ストレスという言葉が注目されるようになったのは軍事心理学の分野で，第二次世界大戦後でストレスが兵士のウェルビーイング（身体，精神，社会的に良好な状態にあること）にどう影響を及ぼすかが注目されました．

　1960年代になるとストレスは職場，学校，家庭などほとんどすべての生活のなかで生じるもので，避けて通れないものであり，ストレスへの対処によってその後の状況に大きな影響をもたらすという認識が高まってきました．1960年代以降は，ストレスが人間にとって避けることができないものであり，対処こそが適応の結果に大きな差異をもたらすものであるという認識が高まり，焦点はストレスからストレス対処のほうに移ってきました．そこで，ラザルスらは，個人が体験する出来事をその人がどのように評価するか，そしてそれに対してどのように対処するかによって，生じるストレス反応が異なるという，心理的ストレスの過程を示しました[1]．

　看護のなかで，なぜ心理的ストレス・コーピング理論が注目されたかというと，人が病気に罹患することは強い脅威や苦痛，不安といったストレスを感じる重要な出来事になるからです．ストレスが高いライフイベントとして，自身のけがや病気は配偶者の死などに続いて，上位に入っています．身体の変化から発病の過程で生命の危険を予期したり，生活の変化や今後の人生設計を変更させなくてならないといった不安を抱くことになるためです．また，治療にともなう苦痛や副作用症状の出現はこの苦痛を乗り越えられるのかといった脅威にもなり，こうした心理状況が病状やセルフケアに影響し，ライフスタイルを左右することにもつながります．患者の行動や心理状況を，有効な支援方法を導き出すにはストレス・コーピング理論が有効なのです．

表2　心理的ストレス・コーピング理論を理解するための用語

ストレッサー	個人に有害でストレスを引き起こす外界からの刺激 （痛み，寒冷，騒音，薬物，細菌，他者からの言葉，態度，怒り，苦しみ，過重労働，対人関係など）
ストレス反応	ストレッサーに適応しようとして心や体に生じた種々の反応 （活力低下，イライラ，不安，抑うつ，倦怠感，疲労感，頭痛，肩こり，食欲低下，不眠，集中力の低下，仕事でのミス，飲酒量や喫煙量の増加，事故など）
ストレスフル	ストレスの強い状況，自分の価値や目標，信念が脅かされていると判断した状況
コーピング	ストレッサーを軽減，回避しようとする意識的行動および思考のこと
防衛機制	危険な状況にさらされた時に，不安を軽減しようとして無意識に不快なストレッサーから自我を守ろうとする働き
先行条件	認知的評価に影響を与える要因（個人的要因と環境要因）

（文献 1, 2 をもとに著者作成）

参考文献
1) ラザルス　R ほか：ストレスの心理学［認知的評価と対処の研究］（本明　寛ほか監訳）．実務教育出版，1991
2) ラザルス　R ほか：ストレスと情動の心理学　ナラティブ研究の視点から．（本明　寛監訳）．実務教育出版，2007
3) 林峻一郎編・訳：R・S・ラザルス講演　ストレスとコーピング　ラザルス理論への招待，星和書店，1990
4) ボールドウィン：7　ラザルスのコーピング理論．理論にもとづく看護実践　心理学・社会学の理論の応用（竹尾恵子監訳），p145-173，医学書院，2002
5) 塚本尚子：第7章　健康の心理と人間理解　A 患者の理解．看護学生のための心理学（長田久雄編），p120-136，医学書院，2002

索　引

和文索引

ケアを可視化！ 中範囲理論・看護モデル 事例を読み解く型紙

2021 年 3 月20日　発行	編集者 荒尾晴惠
	発行者 小立健太
	発行所 株式会社 南 江 堂

〒113-8410 東京都文京区本郷三丁目42番 6 号
☎（出版）03-3811-7236 （営業）03-3811-7239
ホームページ　https://www.nankodo.co.jp/

印刷・製本 三報社印刷
装丁 渡邊真介

Visualize Nursing Care with Formats Based on Nursing Models of Middle-Range Theories
© Nankodo Co., Ltd., 2021

定価は表紙に表示してあります.
落丁・乱丁の場合はお取り替えいたします.
ご意見・お問い合わせはホームページまでお寄せください.

Printed and Bound in Japan
ISBN978-4-524-24661-8

本書の無断複写を禁じます.

JCOPY 〈出版者著作権管理機構 委託出版物〉

本書の無断複写は，著作権法上での例外を除き，禁じられています. 複写される場合は，そのつど事前に，
出版者著作権管理機構（TEL 03-5244-5088，FAX 03-5244-5089，e-mail: info@jcopy.or.jp）の許諾
を得てください.

本書をスキャン，デジタルデータ化するなどの複製を無許諾で行う行為は，著作権法上での限られた例外
（「私的使用のための複製」など）を除き禁じられています. 大学，病院，企業などにおいて，内部的に業
務上使用する目的で上記の行為を行うことは私的使用には該当せず違法です. また私的使用のためであっ
ても，代行業者等の第三者に依頼して上記の行為を行うことは違法です.

南江堂　関連書籍のご案内

看護の教育・実践にいかす
リフレクション
豊かな看護を拓く鍵

著　田村由美／池西悦子

看護領域でのリフレクションの第一人者である著者らによる「看護のリフレクション」の本邦初となる本格的なテキスト．豊富な文献レビューを基に基礎理論を整理し，看護実践の質向上とリフレクションの関係を明確にした理論編と，学校や施設での現任教育におけるリフレクション学習の意義や方法，具体的なトレーニングやアセスメントを記載した実践編の2部構成．

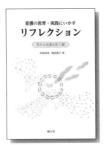

A5判・206頁　2014.12.　ISBN978-4-524-26765-1
定価3,080円（本体2,800円+税10%）

頑張るナース・対人援助職のための
"読む"こころのサプリ

著　宇野さつき

「バタバタと忙しくて疲れている」「一生懸命に関わっているのに，相手に拒否された」「部下，スタッフをうまく育てたい」…本書では，あなたの症状にピッタリなサプリメント（実践的なワーク）を紹介．仕事，子育て，対人関係，キャリアアップに悩みながら頑張るナース・対人援助職の"こころの健康"をサポートします．よりよい人間関係づくり，ワークライフバランスの向上，モチベーションアップによく効く「サプリ」です．

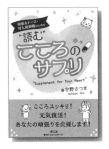

A5判・146頁　2020.2.　ISBN978-4-524-22522-4
定価1,980円（本体1,800円+税10%）

ナースの"困った！"にこたえる
こちら臨床倫理相談室
患者さんが納得できる最善とは

編集　稲葉一人／板井孝壱郎／濱口恵子

雑誌『がん看護』で大好評いただいた特集を書籍化．臨床で看護師が悩ましく思う看護場面をあげ，看護師からの疑問・相談に応えるかたちで臨床倫理の専門家が考え方を解説．法的，倫理的のそれぞれの観点から読者に直接語りかけるような語調で展開しているため，レクチャーを受けているような感覚で読み進められる．日々の業務でジレンマを抱えている看護師，患者・家族や多職種との対話を担う看護師必携の一冊．

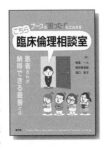

B5判・240頁　2017.12.　ISBN978-4-524-25117-9
定価3,300円（本体3,000円+税10%）

新装版
ナースのためのWeb音源による
呼吸音聴診トレーニング

編集　米丸　亮／櫻井利江

あの好評書がWeb音源版になって帰ってきた！正常呼吸音から、副雑音、病態別呼吸音、治療・処置に伴う呼吸音の変化まで—"実際の呼吸音"を収録した貴重な33音源（ナレーション付き）がスマホ片手にどこでも聴ける。ナースのアセスメント場面に即して、この呼吸音でどのような病態が考えられるか、この病態でどのような呼吸音が聴かれるか、の双方向の視点が自然と身につく呼吸音聴診教材の決定版。

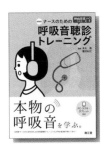

B5判・130頁　2019.5.　ISBN978-4-524-22584-2
定価4,180円（本体3,800円+税10%）

南江堂　〒113-8410 東京都文京区本郷三丁目42-6 （営業）TEL 03-3811-7239 FAX 03-3811-7230